日本音響学会 編

音響テクノロジーシリーズ 25

聴覚・発話に関する脳活動観測

工学博士 今泉　敏 編著

博士（理学） 軍司　敦子　　博士（医学） 皆川　泰代
博士（理学） 能田由紀子　　博士（人間・環境学） 河内山隆紀
博士（学術） 中澤　栄輔

共 著

コロナ社

発刊にあたって

音響テクノロジーシリーズは1996年に発刊され，以来20年余りの期間に19巻が上梓された。このような長期にわたる刊行実績は，本シリーズが音響学の普及に一定の貢献をし，また読者から評価されてきたことを物語っているといえよう。

この度，第5期の編集委員会が立ち上がった。7名の委員とともに，読者に有益な書籍を刊行し続けていく所存である。ここで，本シリーズの特徴，果たすべき役割，そして将来像について改めて考えてみたい。

音響テクノロジーシリーズの特徴は，なんといってもテーマ設定が問題解決型であることであろう。東倉洋一初代編集委員長は本シリーズを「複数の分野に横断的に関わるメソッド的なシリーズ」と位置付けた。従来の書籍は学問分野や領域そのものをテーマとすることが多かったが，本シリーズでは問題を解決するために必要な知見が音響学の分野，領域をまたいで記述され，さらに多面的な考察が加えられている。これはほかの書籍とは一線を画するところであり，歴代の著者，編集委員長および編集委員の慧眼の賜物である。

本シリーズで取り上げられてきたテーマは時代の最先端技術が多いが，第4巻「音の評価のための心理学的測定法」のように汎用性の広い基盤技術に焦点を当てたものもある。本シリーズの役割を鑑みると，最先端技術の体系的な知見が得られるテーマとともに，音の研究や技術開発の基盤となる実験手法，測定手法，シミュレーション手法，評価手法などに関する実践的な技術が修得できるテーマも重要である。

加えて，古典的技術の伝承やアーカイブ化も本シリーズの役割の一つとなろう。例えば，アナログ信号を取り扱う技術は，技術者の高齢化により途絶の危機にある。ディジタル信号処理技術がいかに進んでも，ヒトが知覚したり発したりする音波はアナログ信号であり，アナログ技術なくして音響システムは成り立たない。原理はもちろんのこと，ノウハウも含めて，広い意味での技術を体系的にまとめて次代へ継承する必要があるだろう。

コンピュータやネットワークの急速な発展により，研究開発のスピードが上がり，最新技術情報のサーキュレーションも格段に速くなった。このような状況において，スピードに劣る書籍に求められる役割はなんだろうか。それは上質な体系化だと考える。論文などで発表された知見を時間と分野を超えて体系化し，問題解決に繋がる「メソッド」として読者に届けることが本シリーズの存在意義であるということを再認識して編集に取り組みたい。

最後に本シリーズの将来像について少し触れたい。そもそも目に見えない音について書籍で伝えることには多大な困難が伴う。歴代の著者と編集委員会の苦労は計り知れない。昨今，書籍の電子化についての話題は尽きないが，本文の電子化はさておき，サンプル音，説明用動画，プログラム，あるいはデータベースなどに書籍の購入者がネット経由でアクセスできるような仕組みがあれば，読者の理解は飛躍的に向上するのではないだろうか。今後，検討すべき課題の一つである。

本シリーズが，音響学を志す学生，音響の実務についている技術者，研究者，さらには音響の教育に携わっている教員など，関連の方々にとって有益なものとなれば幸いである。本シリーズの発刊にあたり，企画と執筆に多大なご努力をいただいた編集委員，著者の方々，ならびに出版に際して種々のご尽力をいただいたコロナ社の諸氏に厚く感謝する。

2018年1月

音響テクノロジーシリーズ編集委員会

編集委員長　飯田　一博

まえがき

本書では聴覚・発話に関する脳活動観測のテクニックを解説する。研究対象者に苦痛や侵襲を与えることが少なく，医師免許など特別な資格をもたない研究者や大学院生でも十分訓練すれば安全に活用でき，かつ発話と聴覚の研究に適したテクニックを対象とした。結果として選択されたのは，脳波（EEG），脳磁図（MEG），機能的磁気共鳴画像法（fMRI），機能的近赤外分光法（fNIRS）である。これらのテクニックは，脳障害の診断や研究のために従来から医学分野で活用されてきたものである。しかし近年では，脳と心のより深い理解，人のコミュニケーション行動や社会活動の理解，AI（人工知能）やBMI（brain machine interface）など，新技術の研究開発などに必須の基礎的知見を得る方法として，医学系のみならず理工系や文系など，多彩な分野で活用される基盤的研究テクニックになってきている。

1章では，これらのテクニックの得失，相互関係を概説する。複数のテクニックを活用し，それぞれの得失を補い合い，より深い理解を引き出す研究も視野に入れた解説を試みた。2章では，これらのテクニックを理解するために必要な基礎概念を概説する。

3章では，最も長い歴史をもつ脳波（EEG）を詳しく解説する。EEGは，他の方法に比べて安価で比較的取り扱いやすく，脳活動の時間的特性の解析に適しており，脳の複数部位の同期的な共振活動の解析などでも活用されている。

4章では，1980年代に実用化された脳磁図（MEG）を解説している。EEGと同じように脳活動の時間的特性の解析が得意で，活動部位の推定がEEGよりも正確にできるとされる。ただし，地磁気より7～8桁小さい微弱な脳磁界を超電導素子で計測する装置は，EEGに比べて高価で維持経費も安くないため，活用例はEEGより少ない。

5章では，最も新しい方法である機能的近赤外分光法（fNIRS）を取り上げる。fNIRSは特に赤ちゃんの脳機能発達研究などで威力を示し，ここ15年間で研究報告が顕著に増加している。fMRIに比べて騒音がなく研究対象者の動きを拘束する制約が小さく，自由度が大きいなどの利点がある。ただし，観測可能な脳部位が皮質表面に限局されるという制約がある。

6章では，40年ほど前に実用化されたfMRIを解説する。fMRIは脳の深部の活動も計測でき，活動部位の推定精度が高いという強みもあって研究論文は急速に増加し，現在最も活発に活用される方法となっている。解剖学的構造を撮影する（fの付かない）MRIで脳の詳細な構造を観測し，その結果にMEGやfMRIで得られた活動を重畳（マッピング）させ，脳のどの部位がどのタイミングでどのように活動したかを調べるテクニックとしても活用される。ただし，強い磁場を振動させる必要があるため，騒音が大きく，磁性体を体内外に身に着けている場合には計測の対象外になるといった制約もある。

7章では，研究倫理の三原則「人格の尊重原則」，「善行原則」，「正義原則」を基盤として，脳機能研究の倫理を解説する。研究目的の明確化，研究対象者数設定の統計学的根拠や科学的妥当性，研究実施に伴うリスク評価とその低減法，説明同意文書の理解可能性，脳機能研究が心の研究であるということを意識したプライバシーと個人情報保護，偶発的所見への対処といった倫理的妥当性の重要性を示す。

諸般の事情で発行が予定よりかなり遅れてしまったにもかかわらず，執筆を分担して下さった皆様のご協力，日本音響学会音響テクノロジーシリーズ編集委員会の北村達也先生やコロナ社の粘り強いご支援に心から感謝する。

2022年7月

今泉　　敏

執筆分担

今泉　　敏：1章，2章，4章	軍司　敦子：3章
皆川　泰代：5章	能田由紀子：6章
河内山隆紀：6章	中澤　栄輔：7章

本書掲載の図面のいくつかについて，カラー図をコロナ社ホームページ本書サポートページに掲載する。

目　　次

1. 聴覚・発話に関する脳活動観測のテクニック

2. ヒトの脳の構造と機能

3. 脳波による脳活動観測

4. MEGによる脳活動観測

5. 近赤外分光法による脳活動計測

6. fMRIによる脳活動観測

7. 研究倫理と安全

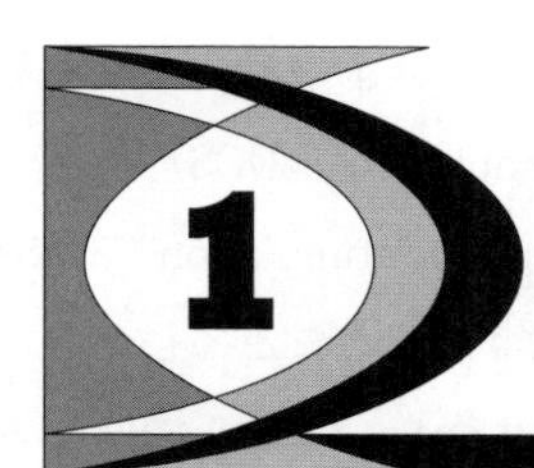

聴覚・発話に関する脳活動観測のテクニック

1.1 脳活動観測手法

ヒトの脳は，科学的挑戦の最大の難関ともいわれ，研究者たちの探求心を引き付けてやまない魅力的テーマでありつづけている[1),2)†]。19 世紀後半のブローカやウェルニッケに代表される脳機能障害の研究に始まって認知神経心理学や認知科学の進展，さらには最近の深層学習など人工知能技術や計算論的脳機能モデルの進展，脳活動を取り出して装置を制御する新技術の発展などとも相まって，脳機能解明への興味はさらに熱を帯びてきている。

本書では，研究対象者（被験者）に苦痛や侵襲を与えることなく脳機能を観測・解析する方法を解説する。医師免許など特別な資格をもたない学生や研究者が扱える代表的な脳機能解析法として以下を中心に述べる。

1. **脳波**（electroencephalography：**EEG**）
2. **脳磁図**（magnetoencephalography：**MEG**）
3. **機能的磁気共鳴画像法**（functional magnetic resonance imaging：**fMRI**）
4. **機能的近赤外分光法**（functional near–infrared spectroscopy：**fNIRS**）

これら以外にも，放射性物質を使用する陽電子放射断層法（positron emission tomography：PET）や単光子放射断層法（single–photon emission tomography：SPECT），手術して大脳皮質表面に電極を設置し脳波を計測する皮質脳波計測法（electrocorticography：ECoG）など，主として医療目的で活用されている

† 肩付き数字は章末の引用・参考文献の番号を表す。

方法もある。また，脳に電気的・磁気的刺激を与えて脳神経系の働きを変える経頭蓋直流電気刺激法（transcranial direct current stimulation：tDCS）や，一時的に攪乱（じょうらん）を与える経頭蓋磁気刺激（transcranial magnetic stimulation：TMS）といった方法も活用されている。これらに関しては他書に譲ることにしたい。

脳機能に関わる学術論文数の経年変化を示した**図 1.1** から，これらの研究方法の特徴をかいま見ることができる。米国医学図書館が運営する PubMed を使って，1975 年から 2018 年までの約 40 年間に発表された学術論文数の変化を調べた結果である。

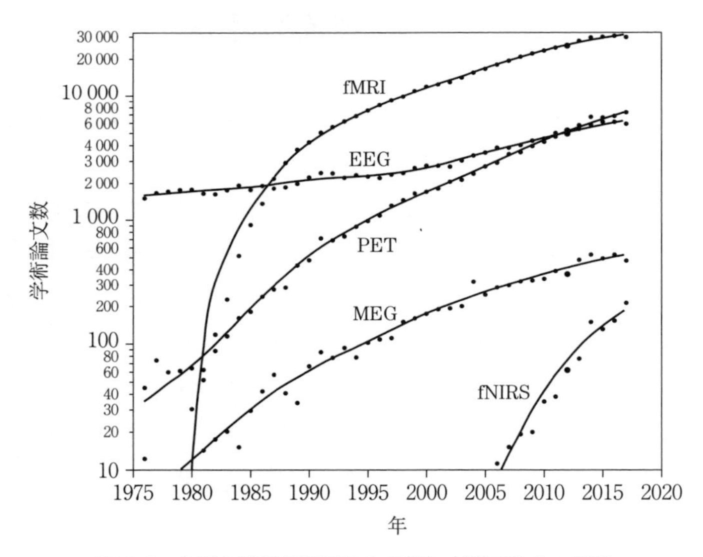

図 1.1　主要な脳機能計測法を使用した研究論文の推移

Berger（1929）[3] 以来の長い歴史をもつ EEG は他の方法に比べて安価で比較的取り扱いやすく，脳活動の時間的特性の解析に適しており，脳の複数部位の同期的な共振活動の解析などでも活用されている。3 章で詳しく解説する。

一方，1980 年代に実用化された MEG[4] は，EEG と同じように脳活動の時間的特性の解析が得意で，活動源部位の検出が EEG よりも正確にできることが特徴になっている。ただし，地磁気より 7～8 桁小さい微弱な脳磁界を超電導素子で計測する装置は，EEGに比べて高価で維持経費も安くない。そのため活用例はEEGより少ないものの研究報告は確実に増加している。4章で詳しく解説する。

最も新しい方法であるfNIRS[5]は特に赤ちゃんの脳機能発達研究などで威力を示し，ここ15年間で顕著な増加傾向を示している。後述のfMRIに比べて騒音がなく，研究対象者の動きを拘束する必要が小さく自由度が大きいなどの利点がある。ただし，観測可能な脳部位が皮質表面に限局されるという制約がある。5章で詳細に解説する。

一方，40年ほど前に実用化されたfMRI[6]は脳の深部の活動も計測できるという強みもあって研究論文は急速に増加し，現在最も活発に活用される方法となっている。fMRI研究では脳機能ではなくて脳や体の解剖的構造を撮影する（fの付かない）**MRI**も併用されることが多い。MRIで脳の詳細な構造を観測し，その結果にMEGやfMRIで得られた活動を重畳（ちょうじょう）（マッピング）させて，脳のどの部位がどのタイミングでどのように活動したかを調べるのである。加えて，最近では拡散テンソル画像法のような神経回路網の解析手法や，調音運動の動画像計測・解析法も進展し，MRIとそれに脳機能解析を追加したfMRIの活用範囲はますます拡大している。ただし，装置が他に比べて高額であり，強い磁場を振動させる必要があるため騒音が大きく，磁性体を体内外に身に着けている場合には計測の対象外になることや，研究対象者を狭い装置内に固定し体動を制限するといった制約もある。6章で詳しく解説する。

いずれの方法を活用する場合でも**研究倫理**の尊守が前提となる。7章では，研究倫理の三原則「人格の尊重原則」，「善行原則」，「正義原則」を基盤として，脳機能研究の倫理を解説する。研究目的の明確化，研究対象者数設定の統計学的根拠や科学的妥当性，研究実施に伴うリスク評価とその低減法，説明同意文書の理解可能性，脳機能研究が心の研究であるということを意識したプライバシーと個人情報保護，偶発的所見への対処といった倫理的妥当性の重要性を示す。

1.2 時間分解能と空間分解能

本書で対象とする脳機能計測法の特質を**表 1.1** に示す。概括すると，脳神経の電気的現象を計測する MEG や EEG は数 ms（ミリ秒）の**時間分解能**があるのに対して，脳血流に関連する物理量を計測する fMRI や fNIRS の時間分解能は秒単位になる。活動部位を特定する精度である**空間分解能**は，fMRI が最も高く，fNIRS が最も低い。MEG や EEG では活動源を推定する方法に依存する。測定可能範囲を見ると，fNIRS は原理的に皮質表面に限定され，MEG はセンサから遠い脳深部からの信号は減衰が大きくなるため計測しにくい。装置自体の静寂性を見ると，fMRI は磁場を振動させるため強い騒音を発生するのに対して，他の装置は騒音を発生しない。静寂性は音声知覚の研究などで重要な特性である。研究対象者の動作許容性を見ると，EEG や fNIRS では研究対象者の動きに対する制約が小さく，計測時にある程度自由に動き回る状態で計測することも可能である。MEG や fMRI では研究対象者のわずかな動きでも雑音源になるので，研究対象者を固定することが多い。MEG や fMRI は装置自体も維持費も高価で，価格・性能比は他の方法に比べて低い。

表 1.1　各種計測法の特徴比較

	時間分解能	空間分解能	測定可能範囲	装置静寂性	動作許容性	価格・性能比
EEG	高	低	中	高	高	高
MEG	高	中	中	高	低	低
fNIRS	低	低	低	高	高	高
fMRI	低	高	高	低	低	低

このような得失差が生じる背景を考えてみよう。脳神経活動に関連する信号は，**一次信号**と**二次信号**に区別できる。一次信号は活動電位やシナプス後電位など脳神経細胞の電気的活動に由来する信号，二次信号は活動する脳神経細胞に酸素を供給する血流に由来する信号である。脳神経が活発に活動すると酸素消費が増大するため，血流制御機構が働き，活動部位に酸素を供給する。活動

部位では，酸素を運んできた**酸素化ヘモグロビン**（oxyhemoglobin：**oxy–Hb**，**オキシヘモグロビン**ともいう）と，脳神経に酸素を渡した**脱酸素化ヘモグロビン**（deoxyhemoglobin：**deoxy–Hb**，**デオキシヘモグロビン**ともいう）との濃度比率が変化する。fMRI は，血流中の酸素化・脱酸素化ヘモグロビン濃度比率変化に伴う磁気特性の変化（血中酸素濃度依存信号，blood oxygen level dependent signal：BOLD 信号）を，また fNIRS は，頭表から照射した近赤外光に対する透過・反射特性の変化を計測する。神経の電気的活動に比較して血流由来信号の変化は遅いため，計測対象の信号に応じて時間分解能に差が生じる。

EEG や MEG は一次信号を，fMRI や fNIRS は二次信号を計測対象としている。そのため，EEG や MEG は脳活動がいつ起きたかという時間的な側面，fMRI や fNIRS はどこで起きたかという場所的側面に重点が置かれる。例えば聴覚刺激を提示して，脳の「どこ」が「いつ」，「どのように」活動したかを調べる場合，「いつ」という時間的側面の解析には EEG や MEG を活用することが多い。これに対して fMRI や fNIRS は脳の「どこ」が活動したかを解析するのに適している。そのため，fMRI か fNIRS で脳活動の空間的特性を，EEG か MEG で時間的特性を解析するという複数の手法を併用した研究も増えている。なお，「どのように」に関してはいずれの方法もそれぞれの特性に依存した課題設計や解析手法の工夫が必要で，研究者の腕の見せどころとなっている。

一次信号を計測する方法である EEG と MEG にも差異がある。EEG では，頭皮表面の電位分布を計測し，それから活動場所（発信源）を推定するという逆問題を解いて脳神経の活動部位を推定する。電位分布は発信源から頭皮表面までの伝導経路にある髄液や神経細胞，グリア細胞，頭蓋などの伝導特性の違いに影響されるため，発信源の特定は必ずしも簡単ではない。これに比較して MEG が計測する磁界はこれら伝導経路の影響が比較的少ないため，発信源推定は EEG より容易で信頼性が高い。ただし，MEG には頭蓋表面に直交する脳溝（のうこう）からの信号のほうが頭蓋に平行な脳回（のうかい）からの信号より計測しやすい，つまり脳回の活動が捉えにくいという制約がある†。

† 脳溝と脳回については，図 2.4 を参照。

計測信号の信号対雑音比（SN 比）にも注意する必要がある。非侵襲的計測では脳内の信号源から離れた頭皮あるいは頭蓋の周囲にセンサを設置するので，信号そのものが微弱な上に，周囲の電磁気ノイズやセンサ自体が発生する熱雑音などによるアーチファクトが混入しやすい。例えば，fMRI では義歯や義眼など磁性体があると磁界をひずませ，アーチファクト源になる。EEG や fNIRS では発汗などによるセンサと頭皮の接触状態の変化がアーチファクト源になる。脳内に電極やセンサを設置する侵襲的計測などに比べて，非侵襲的計測の SN 比は高くない。そのため各計測法の計測原理を理解した上で，信号に混入してくるアーチファクトを可能なかぎり除去する工夫が重要になる。

1.3　脳機能研究の流れ

脳機能研究の一般的な流れは，研究計画の確定，研究対象者のリクルート，研究対象者への説明と十分な理解を得た上での協力意思･同意確認（**インフォームドコンセント**），実際の計測，計測データの解析，論文作成という順を踏むのが普通である。

研究計画を立てる段階では，仮説の明確化，課題と計測方法の設定，研究対象者の選定基準設定，研究倫理と**利益相反**の確認，が必須になる。特に研究倫理や利益相反に対する対応を明確にし，研究者の所属する機関の研究倫理委員会・利益相反委員会などの審査を経て許可を得ることが前提になる。最近では，研究倫理や利益相反への対応を明示していない論文を受け付けない学術誌が増えているので，この点は重要である。

研究計画を立てる段階で，仮説の明確化，課題と計測方法の設定，研究対象者の選定基準設定も重要である。リサーチクエスチョン・仮説の明確化には，2 章で述べる認知神経心理学的モデルや認知科学的モデル，計算論的脳機能モデルなどとの照合が役に立つ。研究対象者の選定では，研究課題に応じて，年代，性別，利き手，言語や認知機能の発達段階や健康状態，聴覚や視覚などの感覚器障害の有無などが基準になる。また，強磁場を使用する fMRI ではペースメーカーなど体内に磁性体を埋め込んでいる場合には危険なので，事前に研究対象者の安全に関わる確認を十分に行う必要がある。

課題設定は計測方法に依存するので，詳しくは各章を参照してほしい。例えば，聴覚刺激を与えてなんらかの認知課題を行っているときの脳活動を計測する場合，一次信号を計測するEEGやMEGでは，外部刺激に同期した脳反応を誘発反応として計測する方法がとられる。刺激や運動に応じて脳神経系の自発的振動現象に生じる変化を解析する方法も採用される。二次信号を計測するfMRIやfNIRSでは，基準となる状態（例えば安静状態）から，刺激や認知課題を変化させた場合の信号変化を計測対象とすることが多い。

例えば，EEGやMEGでは，低頻度聴覚信号を検出する脳活動（ミスマッチ負電位）の場合，単音（高頻度刺激）を数百msおきに繰り返し提示し，5〜8回に一度別の音（低頻度刺激）を提示して，高頻度刺激と低頻度刺激の違いを検出する脳機能を計測する。例えば，文の理解機能を計測する場合には，意味的・文法的逸脱がある文とない文をたくさん用意しておいて，各文を構成する単語を数百msおきに逐次的に提示し，逸脱がある場合とない場合の脳活動を計測して，両者の違いを検出する脳活動（N400やP600）を解析するなどの方法が採用される。

fMRIやfNIRSでは，例えば，T1：無音・判断なし，T2：ピッチ変化（高低，低高）判断の2種類の状態で二次信号を計測し，T2とT1の差を解析することによって，ピッチ変化知覚・認知に関わる脳活動部位を研究する（ブロックデザイン法）といった方法が使われる。

3章〜6章で詳しく解説されるように，計測方法の特徴と制約に応じて，また解明しようとする脳活動に応じて，さまざまな課題が開発されている。一方，測定結果の解析理論やアルゴリズムの発展も著しい。中でも，Fristonらによって1991年に開発されたStatistical Parametric Mapping（SPM）[7]は初版のSPM'94からこの30年間に7回バージョンアップされて進化し，最新版はSPM12として世界中で活用されている。SPMの理論的基盤[8]やそれを活用した大規模データベース[9),10)]も公開されている。SPMの原理や使い方の研修会なども日本の

ATR をはじめ各地で開催され，初心者の大きな助けになっている。

引用・参考文献

1) Gazzaniga, M., Ivry, R.B. and Mangun, G.R.：Cognitive Neuroscience, The biology of the mind, 5th Ed., W.W. Norton & Company（2019）
2) Poppel, D., Mangun, G.R. and Gazzaniga, M.：The cognitive neurosciences, 6th Ed., The MIT press（2020）
3) Berger, H.：Über das Elektroenkephalogramm des Menschen, Archiv für Psychiatrie und Nervenkrankheiten, **87**, pp.527-570（1929）
4) Hari, R. and Salmelin, R.：Magnetoencephalography: from SQUIDs to neuroscience, Neuroimage 20th anniversary special edition, NeuroImage, **61**, pp.386-396（2012）
5) Hoshi, Y. and Tamura, M.：Detection of dynamic changes in cerebral oxygenation coupled to neuronal function during mental work in man, Neuroscience Letter, **150**, pp.5-8（1993）
6) Ogawa, S., Lee, T.M., Kay, A.R. and Tank. D.W.：Brain magnetic resonance imaging with contrast dependent on blood oxygenation, Proc. Natl. Acad. Sci. USA, **87**, pp.9868-9872（1990）
7) Statistical Parametric Mapping：https://www.fil.ion.ucl.ac.uk/spm/（2022 年 7 月現在）
8) Frackowiak, R.S.J., Friston, K.J., Frith, C.D., Dolan, R.J., Price, C.J., Zeki, S., Ashburner J. and Penny, W.：Human Brain Function, 2nd Ed., Elsevier Academic Press（2004）；解析理論と方法を解説した Part II の pdf は以下 URL に公開されている。https://www.fil.ion.ucl.ac.uk/spm/doc/books/hbf2/（2022 年 7 月現在）
9) Taylor, J.R., Williams, N., Cusack, R., Auer, T., Shafto, M.A., Dixon, M., Tyler, L.K., Cam-CAN and Henson, R.N.：The Cambridge Centre for Ageing and Neuroscience (Cam–CAN) data repository: Structural and functional MRI, MEG, and cognitive data from a cross–sectional adult lifespan sample, NeuroImage, **144**, pp.262-269（2017）
10) Cam-CAN (Cambridge Centre for Ageing Neuroscience) dataset inventory：https://camcan-archive.mrc-cbu.cam.ac.uk/dataaccess/（2022 年 7 月現在）

2 ヒトの脳の構造と機能

2.1 脳部位の表し方

脳部位を表すのに，解剖名や機能名[1)~4)]，ブロードマン脳地図[5)]，脳座標などのさまざまな方法[4)]があり，脳機能解析の初心者は使い慣れない用語の出現に戸惑うことが多いと思われるので，ここで簡潔に説明する。

図 2.1 に示すように，脳の解剖学的部位の全体的方向，上下前後左右は，それぞれ上（superior）・下（inferior），前（anterior）・後（posterior），左（left）・右（right）と表されるだけでなく，動物の脳を表現する用語として使われてき

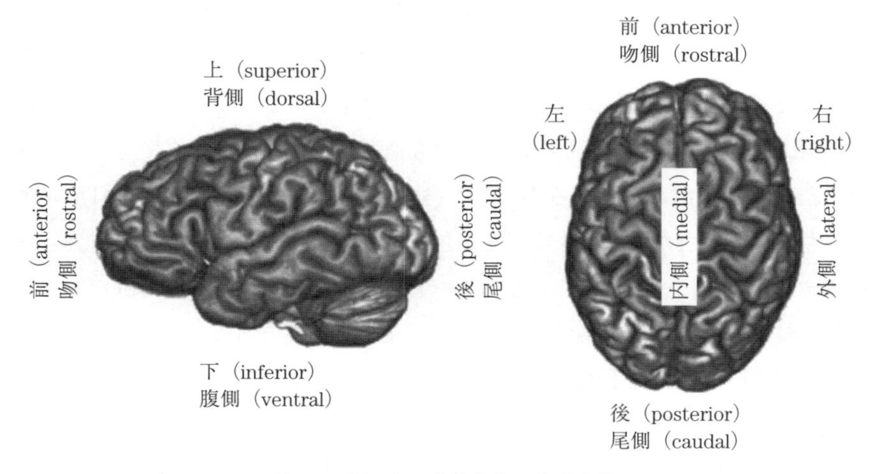

図 2.1　脳の上下前後左右の表現方法

た背側（dorsal）・腹側（ventral），吻側（rostral）・尾側（caudal）もほぼ上下，前後に近い意味で使用される。例えば上側頭回（superior temporal gyrus：STG）を前方と後方に分けて表現する場合，上側頭回前部（anterior superior temporal gyrus：aSTG），上側頭回後部（posterior superior temporal gyrus：pSTG）などと表現する。

また，大脳皮質の左右外側面を外側（lateral），左右半球が内側で向かい合っている面を内側（medial）と表現する。中側頭回や中前頭回などで使用される中（middle）と内側（medial）は違う意味なので注意が必要である。背外側前頭前野（dorso–lateral pre–frontal cortex：DLPFC），背内側前頭前野（dorso–medial pre–frontal cortex：DMPFC）はどちらも前頭葉の一部であるものの，異なる脳部位を表す。

さらに左右半球に対する相対的な位置関係を，同側（ipsilateral），対側（contralateral），両側（bilateral），片側（unilateral）と表現する。例えば，右耳から入った聴覚情報は同側だけでなく対側にも，つまり両側の一次聴覚野に投射される，といった具合に使用される。

大脳新皮質の解剖学・細胞構築学的区分を表すのに，**ブロードマン脳地図**（Brodmann area：**BA**，**ブロードマン領野**ともいう）もよく使用される。ブロードマン脳地図を**図 2.2** に示す。ブロードマンが神経構築の違いに応じて大脳皮質を 52 領野に区分して番号をふった脳地図である。最近のコネクトームプロジェクト[6]のようにより細かい分類も提案されている。現在でもブロードマン脳地図は多用されているので，本書でも例えば一次聴覚野（BA41）のように引用する。ただし BA 番号で区分される領域と，解剖名や機能名で表される領域とが完全に一致しているとはかぎらないし，同じ BA 番号の脳部位でも複数の異なる機能を司る場合も多いので，注意が必要である。

より精確な部位表現手段として，特に研究論文上では，タライラッハ座標系や MNI 座標系が使用される[4]。これらは x（左右），y（前後），z（上下）の 3 次元空間座標で，x 座標は左が負，右が正，y 座標は後が負で前が正，z 座標は下が負で上が正の座標系である。原点は**前交連**（anterior commissure：**AC**）

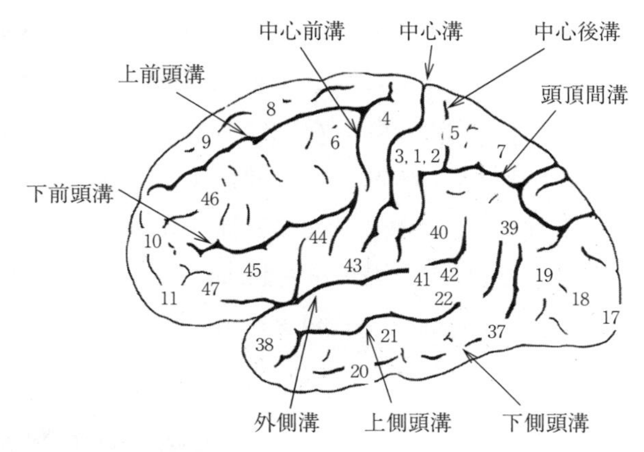

（a） 左半球外側面の構造

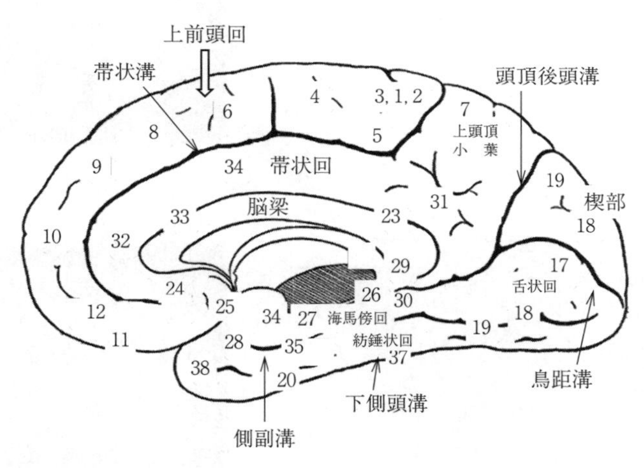

（b） 右半球内側面の構造

図 2.2　ブロードマン脳地図

に置かれ，Y 軸が AC と**後交連**（こうこうれん）（posterior commissure：**PC**）を通過するように設定された座標系である。

脳の形状は一人ひとり異なるので，あらかじめ準備された標準脳に合わせ込む変形変換をした上で，標準脳上の 3 次元座標を示すことによって世界共通の部位表現にする。これによって他の研究施設や病院から発表されたデータと共通の座標系で比較・検討できることになる。

タライラッハが作成した標準脳を使用する場合は**タライラッハ座標系**[7)]，モントリオール神経研究所が 305 人の脳から作成した標準脳を使用する場合は **MNI 座標系**[8)] になる。双方向の変換アプリや座標値を入力すると BA 番号や脳部位名などが表示されるソフトが Web 上に公開されている。

脳の xy 平面に平行な左右前後断面を横断面（transverse）または水平面（axial），yz 平面に平行な前後上下断面を矢状面（しじょうめん）（sagittal），xz 平面に平行な左右上下断面を冠状面（かんじょうめん）（coronal）と表現する（**図 2.3**）。

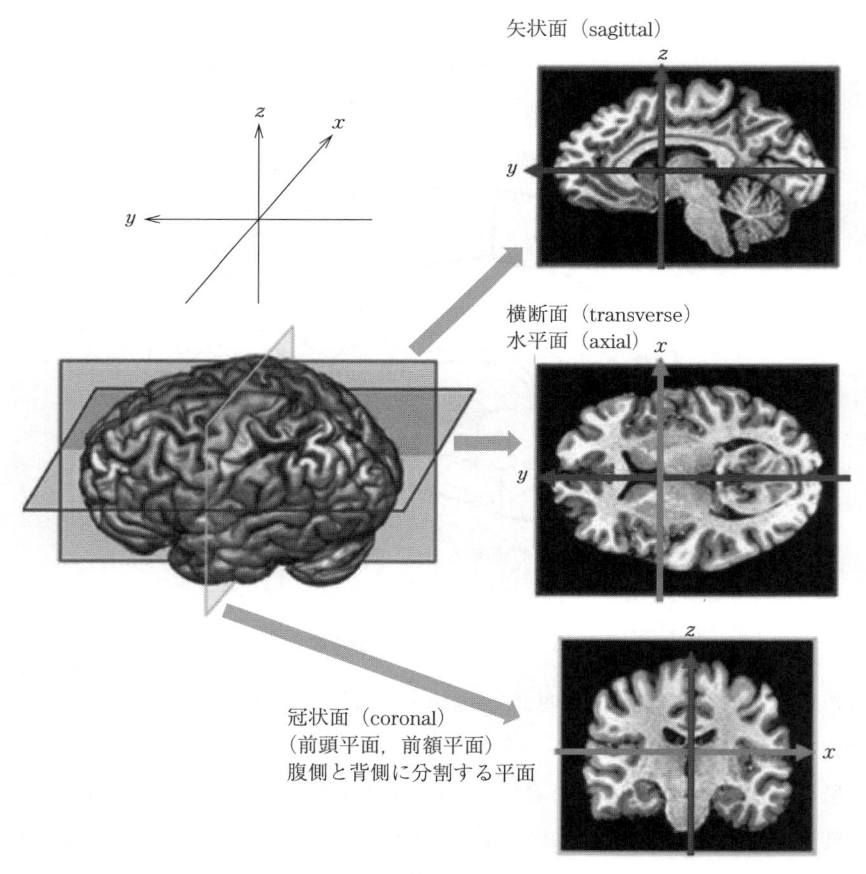

図 2.3　脳断面の名称と座標

後頭葉の内側面にある鳥距溝周辺は解剖名では線条皮質（striate cortex），機能名では一次視覚野（V1と略記されることが多い），ブロードマン脳地図ではBA17，その領野内の特定の部位を表すためにはMNIまたはタライラッハ座標系が使われる。一次視覚野の場合はこれら複数の名称が同じ脳部位を表すのに対して，脳部位によっては一致しない場合もあるので注意する。

2.2 脳の解剖的構造

図2.4に示すヒトの中枢神経系の概略を見てみよう。中枢神経系は脳と脊髄からなり，脳は大脳，小脳，脳幹（延髄，橋，中脳），間脳に，さらに大脳は大脳縦裂（longitudinal fissure）を境に左右半球に分かれる。各半球はそれぞれ前頭葉，側頭葉，頭頂葉，後頭葉に区分される。大脳皮質表面は畝のように盛り上がっている**回**（gyrus）ないし**脳回**と，内側に折れ込んだ**溝**（sulcus）ないし**脳溝**に分けて名が付いている。例えば，側頭葉上部の脳回は上側頭回，脳溝は上側頭溝と呼ばれる。特に大きな溝は**裂**（fissure）とも表現される。**シルビウス裂**（Sylvian fissure），別名**外側溝**（lateral sulcus）は前頭葉・頭頂葉前部と側頭葉の境になっており，外側溝の奥には前頭葉・頭頂葉・側頭葉に覆

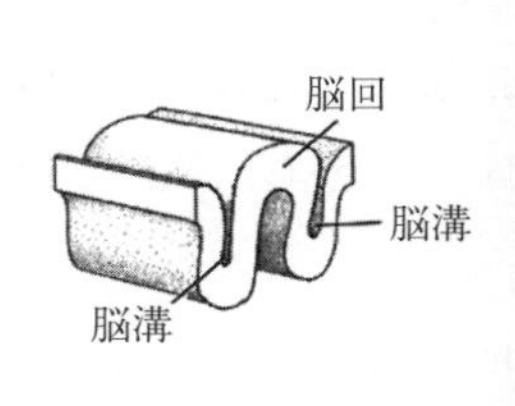

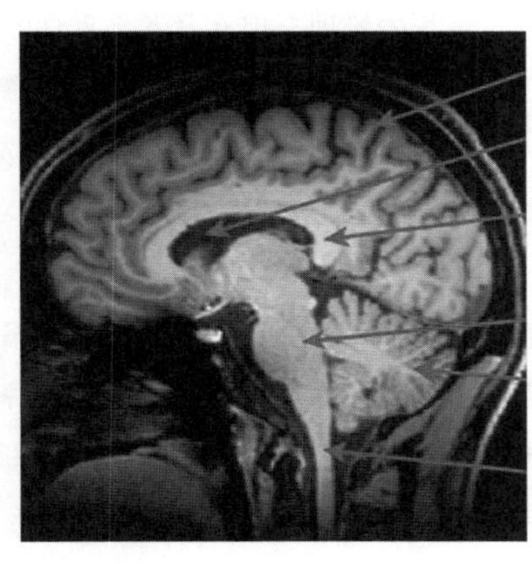

図2.4 ヒトの中枢神経系

い隠されて外側から見えない**島皮質**（insula）がある。**ローランド裂**（Rolandic fissure），別名**中心溝**（central sulcus）は前頭葉と頭頂葉とを分けている。後頭葉と側頭葉・頭頂葉との境は頭頂後頭溝と頭溝前切痕を結ぶ線が目安になっており，側頭葉の後端は，後頭葉に属する視覚連合野（BA19），頭頂葉に属する角回（BA39），縁上回（BA40）が境になっている。

大脳縦裂に沿って脳を縦に切断した正中矢状断面を見ると，図 2.4 の右に示したように，脳幹（中脳，橋，延髄）とその後ろに小脳があり，脳幹の上部に視床下部，視床，左右半球を結ぶ神経束である**脳梁**があり，それを上から包み込むように**帯状回**があって，さらにそれを上から包み込むように前頭葉・頭頂葉・後頭葉の内側面が見える。脳梁の下部に黒く見える空間は脳室で，脳脊髄液で満たされた腔である。横断面を前から見ると側頭葉と前頭葉を分ける外側溝の奥に島皮質があり，その内側に**大脳基底核**（basal ganglia），さらにその内側に**視床**（tharamus）が位置している。

後述するように，頭頂葉前端にある一次体性感覚野は自分の体の感覚情報を，側頭葉上面の**一次聴覚野**と後頭葉後端の**一次視覚野**（primary visual area）は，それぞれ聴覚と視覚を介して外界の情報を皮質に取り込む入口になっている。これらの**一次感覚野**とその周囲にある**二次感覚野**は主として単一感覚（単一モダリティー）情報の処理を担うと考えられている。側頭葉と頭頂葉の一次・二次感覚野以外の部位は複数の感覚情報や記憶など他の情報とを統合処理する連合野で，物体や事象，場所の認知や表象形成，長期記憶の保持・照応などを通して，より高次の情報処理に寄与している。連合野から一次，二次感覚野へのフィードバックを仮定する学説もある。

一方，前頭葉には中心溝に沿って**一次運動野**（primary motor area）とその前に**二次運動野**（**運動前野**（premotor area）と**補足運動野**（supplementary motor area：**SMA**）があり運動企画の制御などを担っている。これらの運動関連野の前方に広がる前頭前野はヒトで特に発達した脳領野で，側頭葉・頭頂葉・後頭葉で行われる情報処理や長期記憶を参照しつつ活用し，自己および他者の感情・価値観・倫理観にも照らして，自己の行動を企画し，判断し，遂行し，評価し，修正するといった高次機能を果たしている，と大局的には捉えることができる。

大脳皮質以外の構造も重要で，脳機能画像法の対象となる構造を中心にまとめると以下のとおりである。大脳の内側中央部の間脳に鎮座する視床は，視覚，聴覚，体性感覚など嗅覚以外の感覚情報の中継点で，ここから皮質各部に配信される。また，後述するように，視床は運動制御の重要な神経回路網の一員でもある。視床を取り囲む位置にある大脳基底核と分類される一群の神経核は，主として精緻な運動の学習と制御に関与することが知られている。さらに，扁桃体（amygdala）や海馬（hippocampus）など大脳辺縁系に分類される器官は情動や記憶形成・検索に関与し，個々人の記憶や判断，行動に喜怒哀楽の彩りを添える重要な器官である。大脳の下部に橋を介してつながっている小脳は，小さいながら脳神経細胞の約6〜7割が結集している器官で，精緻な運動の学習と制御に中心的役割を果たし，また言語，作業記憶，情動など多様な認知活動にも貢献していると考えられている。系統発生順に，前庭小脳（源小脳）が内耳から平衡感覚情報を受け取り体の平衡を保つ機能，小脳中央部の虫部とその近傍の脊髄小脳（古小脳）が体の深部感覚情報を受け取り体幹・四肢の筋緊張を制御する機能，左右に張り出して半球を形成する橋小脳（新小脳）が皮質と密接につながり，高速で精緻な運動の学習と制御機能を果たしているとされる。

大脳を支える位置にある脳幹は中脳，橋，延髄からなり，睡眠リズムの形成，意識と覚醒レベルの制御，血圧，呼吸，嚥下などの生命維持に欠かせない自律神経系の中枢である。また，12対ある脳神経の出入口であり，皮質から脊髄を介して下行する運動神経と，逆に体の隅々から脊髄を介して大脳に上行する感覚神経の通り道でもある。

2.3　側頭葉の構造と機能

蝸牛から発した蝸牛神経は蝸牛神経核，外側毛帯核，下丘核，視床の内側膝状体（しつじょうたい）を介して一次聴覚野に投射される。この一次聴覚野は，側頭葉の一番上の脳回である上側頭回（STG）の上面に外側溝に面して内側に折れ込んでいるヘッシャル回（BA41とBA42）にある。一次聴覚野を取り囲む上側頭回（BA22）は聴覚性連合野で，その後方部はウェルニッケ[9]が話し言葉の理解が障害された症例「ウェルニッケ失語」を報告したことにちなんで，「ウェルニッケ野」と呼ばれることが多い。ただし「ウェルニッケ野」の正確な部位や機能に関してはさまざまな見解があるので注意が必要である[10]。聴覚野から背側経路と腹側経路が前頭葉とつながっていると考えられており[11]，それぞれ「**背側聴覚経路**（auditory dorsal routes）」と「**腹側聴覚経路**（auditory ventral route）」と呼ばれている。聴覚野および聴覚連合野から頭頂葉を経て前運動野に投射する聴覚背側経路は，音源位置や音韻の運動表現に，側頭葉の先端に当たる側頭極（BA38）を経て前頭葉下部に向かう腹側経路は，音を介した対象認知や言葉の意味理解に，深く関与している。後述の視覚情報処理の腹側経路は，側頭葉下部を介して側頭極につながり，文字を介した意味理解に関与しているとされる。側頭葉は，その上部に聴覚情報処理系，下部および底面に視覚情報処理系があり，中間の中側頭回（middle temporal gyrus：MTG）は視聴覚情報処理に関わる連合野で，「心的辞書」との関連で活動報告が多い部位になっている。さらに，側頭葉の内面には大脳辺縁系に分類される海馬や扁桃体など記憶形成に関わる神経組織もあって，側頭葉全体が，もろもろの概念の表象やそれを表現する語の長期記憶に関わる神経回路網の中核的役割を担っていると考えられる。

側頭葉と聴覚情報処理の関係を理解するために，音声から話者の真意を推測する課題を行ったときのfMRIによる脳賦活（ふかつ）結果を，**図2.5**に示した[12),13)]。左パネルは右半球，右パネルは左半球の賦活結果である。上のパネルは「基本周波数の上昇・下降を判断する課題」から「音無・判断無課題」の差分をとった（差し引いた）結果であり，下パネルは「辞書的意味と伝達意図が矛盾する音声から話者の真意を推測する課題」から「基本周波数上昇・下降判断課題」の差分した結果を示している。「辞書的意味と伝達意図が矛盾する音声」とは，

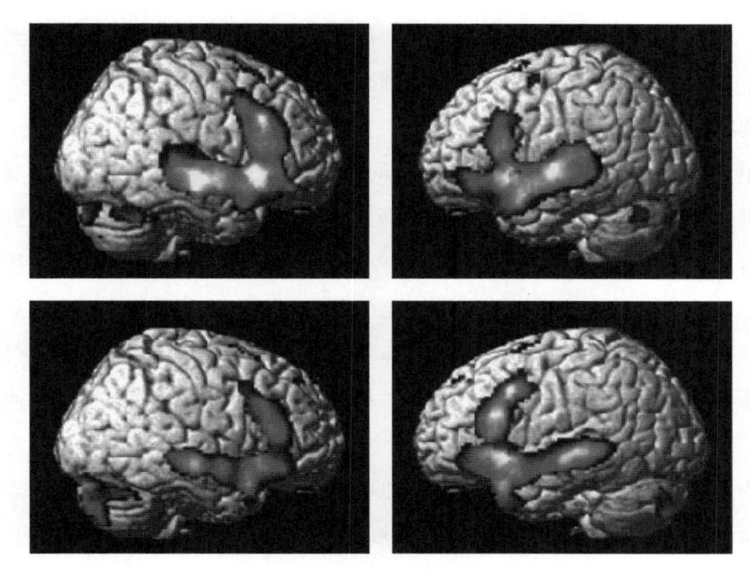

図 2.5　側頭葉と聴覚情報処理

例えば「バカ」という語を非難ではなく親しみを込めて，「すごい」を称賛ではなく皮肉を込めて発話した音声という意味である。図から音声知覚課題では，左右の側頭葉だけではなく，左右前頭葉や小脳も関与すること，意味理解に焦点がある課題では腹側聴覚経路の活動が強くなることなどが観測される。

左右側頭葉の役割分担に関しても興味深い知見が得られている。特に言語機能は左半球に特化しているとされてきたものの，音声理解などでは左右半球の共同作業が重要で，左側頭葉は高い時間分解能が必要な音韻や語彙処理など，右半球は高い周波数分解能が必要なプロソディ情報の処理など，ある程度の役割分担があるという報告もある。

2.4　頭頂葉の構造と機能

中心溝の前頭葉側には一次運動野（BA4），頭頂葉側に一次・二次体性感覚野（BA3, 1, 2）が対面している。Penfield ら[14)] が手術中に電気刺激し，中心溝に沿って外側に口唇や顔，手，体幹，内側に足や足指などの感覚野・運動野を特定して描いた図が有名である。感覚野と運動野で手や口唇の大きさが異なるのも興味深い。

頭頂葉連合野をさらに見てみよう。頭頂間溝の上側にある上頭頂小葉の体性感覚連合野（BA5，BA7）は後述の背側視覚経路でもあり，体性感覚野からもたらされる自己情報と，視覚から得られる外界とを適切に関連づける役割を果たしている。近づいてくる車に注意を向けて事故に合わないように避けたり，コーヒーカップを手に取って口元に運んだりする場合など，自己と外界に関わる情報処理に重要な役割を果たすと考えられる。右側の体性感覚連合野（BA5，BA7）に障害が起こると，自分の左半身と左空間を認識できなくなることや，目の前に置かれた物体に手を伸ばしても目測が定まらず，円滑かつ迅速につかむことが難しくなることも知られている。

下頭頂小葉にある角回（BA39）と縁上回（BA40）は聴覚，視覚，体性感覚に関連しており，音声研究の分野では角回（BA39）は文字と音声との関係で，縁上回（BA40）は音韻の作業記憶との関係で引用されることが多い。この部位に障害が起こると，例えば目の前にある櫛を迅速につかむことはできても，それをどう使うべきかわからない，といった症状が起こることも報告されている。

2.5　後頭葉の構造と機能

後頭葉の内側面の左右**鳥距溝**（calcarine sulcus）周辺は，眼球内の網膜に発した視神経が視床の外側膝状体を介して投射される一次視覚野（BA17）である。ここからさらに頭頂葉に向かう「**背側視覚経路**（visual dorsal routes）」で視覚対象の位置や運動の視覚情報処理が，また側頭葉下部に向かう「**腹側視覚経路**（visual ventrol route）」で視覚対象の色や形などの視覚情報処理が行われる。

後頭葉から側頭葉下部・底面にまたがる後頭側頭回（occipitotemporal gyrus,

BA37）別称，**紡錘状回**（ぼうすいじょうかい）（fusiform gyrus）は，腹側視覚経路に当たる重要な脳部位である。文字や数字，顔や身体部位など，視覚対象の表象，認知，記憶に寄与する神経回路網の重要な構成要素となっている。紡錘状回には，視覚性語形領域（visual word form area：VWFA，左半球有意），紡錘状回顔領域（かおりょういき）（fusiform face area：FFA，右半球有意）など，特定の名が付いた領域がある。ただし，視覚性語形領域の活動だけで文字言語が理解できるというわけではなく，あくまで言語や読字運動に関わる神経回路網の一部であって，全体の機能発達が文字言語理解の前提となる。また，これらの部位の座標や大きさがあらかじめ固定されているというわけではないようで，例えば，文字獲得の発達段階に応じて活性パタンが可塑的に変化するなど，興味深い報告がなされている。相貌失認（prosopagnosia）や発達性読字障害（developmental reading disorder）に関わると考えられている。

話者の表情と音声から話者の真意を推測する課題を行ったときのfMRIによる脳賦活結果を，**図2.6**に示す[12),13)]。図の上部パネルに示すように，話者を観

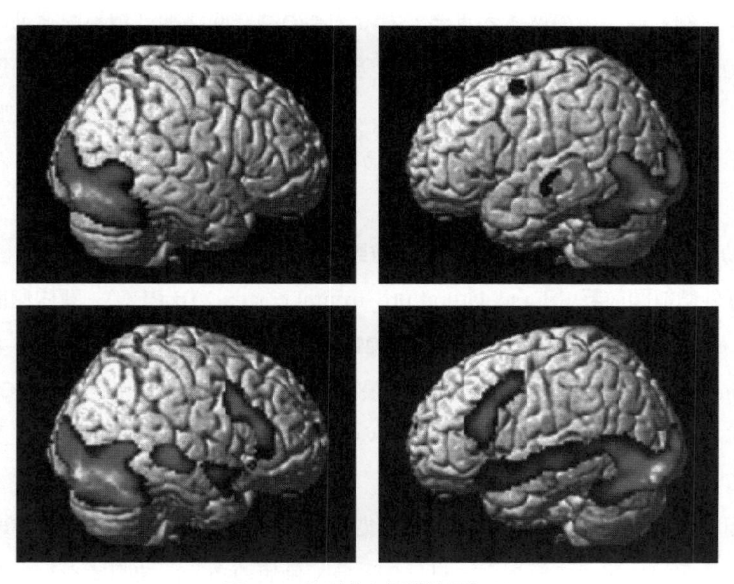

図2.6　後頭葉と視覚情報処理

測するだけの課題では，後頭葉視覚野，後頭・側頭領域の紡錘状回の活動が主体になる。しかし，意味理解に焦点がある課題を行った下部パネルの場合には，左右両側の側頭葉や前頭葉の活動が重要になってくる。

2.6　前頭葉の構造と機能

前頭葉の機能は多様で，作業記憶，注意，想像，推理，倫理，判断，創造，遂行，情動，価値判断，運動制御などに関わり，また個々人の理性と情動のあり方が生み出す個性の差でもある。

一次運動野（BA4）は，脳幹・脊髄を介して体中の筋肉に神経指令を送り，運動を制御する**運動神経**（**錐体路**（すいたいろ））の起点になっている。運動制御には一次運動野の前に位置する前運動野（premotor area，BA6）やその内側面に当たる補足運動野（SMA），さらには後述の大脳基底核や小脳も関わっている。精緻で高速な運動制御には，皮質運動野から大脳基底核，小脳，視床を経て皮質運動野に戻る神経回路網の働きが重要である。この神経回路網は精緻な運動の学習と獲得，実行に関わっており，例えば発話運動のように100を超える関連筋の高速で精緻な協調運動を習得し実行する上で，必須の役割を果たす。大脳基底核や小脳の変性によって，円滑な発話が困難になる運動機能障害が知られている。

運動関連野より前の脳部位は**前頭前野**（ぜんとうぜんや）（prefrontal cortex：**PFC**）と表現され，**背外側前頭前野**（dorso–lateral pre–frontal cortex：**DLPFC**），**背内側前頭前野**（dorso–medial pre–frontal cortex：**DMPFC**），**腹外側前頭前野**（ventro–lateral prefrontal cortex：**VLPFC**），**前頭前野眼窩部**（orbital prefrontal cortex：**OPFC**）などに細分されて議論されることが多い。また，**前頭極**（frontal pole）という表現も使用される。

前頭前野は，側頭・頭頂・後頭葉に集積された知覚・記憶情報から必要な情報を作業記憶に集めて解析し，自分にとって価値のある認知判断や行動企画を行い，遂行する機能を担っている。目標の設定，目標達成に必要な情報の解析，可能な選択肢の取捨選択，判断や行動の結果予測と価値判断，経過に応じた柔軟な行動修正など，ヒトの高度な認知活動の主座になっている。前頭前野にも部位による役割分担があると予想されており，前頭前野の外側・内側が「論理的」対「感情的」，前・後が「抽象的」対「具体的」，上・下が「どこ/どのように」対「なにを」に関わる作業記憶機能を担う，とする仮説が提案されている。背外側前頭前野は推論や決断，前頭前野眼窩部は情動とも関連して判断や行動選択の価値判断，帯状回前部を含む内側前頭前野は自己の判断や行動の経過をモニタする機能，背内側前頭前野は自己と他者のモニタなど社会脳ネットワークの観点で解析されることが多い。

腹外側前頭前野，特に左前頭葉下部のBA44とBA45は音声や文字を介した言語表出・理解に関わる領域で，ブローカ野として引用される領域である。図2.5および図2.6に示したように，音声の意味判断や話者の感情判断を伴う課題で活動する部位でもある。ブローカ[15)]がこの部位の障害によって言葉の理解は保たれるものの発話が困難になる症例を報告したことにちなんだ名称である。ブローカ野の正確な部位や機能に関しては異論もあるので注意が必要である[10)]。この部位が言語に重要な役割を果たしていることは間違いないとしても，言語以外の課題でも活動することから，その機能に関してはさまざまな議論がいまなおつづいている。

2.7　音声言語に関わる脳神経機能モデル

前節までは便宜上，前頭葉，側頭葉，頭頂葉，後頭葉に分けてその構造や機能を見てきた。図2.5，図2.6に見るように，これらの脳部位は単独で機能しているとは考えにくい。離れた脳部位間も神経軸索（白質）を介して双方向に連結しており，ダイナミックに相互作用することが解明されてきた。脳機能を計測・研究する上で，脳をどのようなモデルとして捉えるかに応じて，実験計画も変わってくる。それぞれの脳部位が特定の機能を担うとする機能局在モデルから，相互依存し協働する分散協調ネットワークと捉えるモデルなどさまざまな提案がなされてきた。そこで本節では，音声言語に焦点を絞って代表的なモデルを考えてみる。前半では失語症理解の基盤となってきた言語の箱矢印モデル，後半では分散協調システムとしての脳機能モデル，最後に，脳をベイズ推論装置と捉え，単一の原理で統一的に脳機能を捉える試みを見てみることにする。

図 2.7 に示した**ウェルニッケ・リヒトハイムモデル**[16),17)] は，失語症理解の基盤となってきた脳モデルの一つで，○で表す情報処理モジュールを矢印で結んだモデルである。「W：聴覚心像中枢」と「B：運動心像中枢」および「S：概念中枢」の三つの箱が独立した情報処理モジュールで，聴覚情報，発話運動情報，意味概念情報の処理を担当する。モジュール自体やモジュール間をつなぐ矢印部分が障害されると，それに応じてさまざまな失語症状が生じるとする。多様な失語症状の理解を助けるモデルとして活用されてきた。

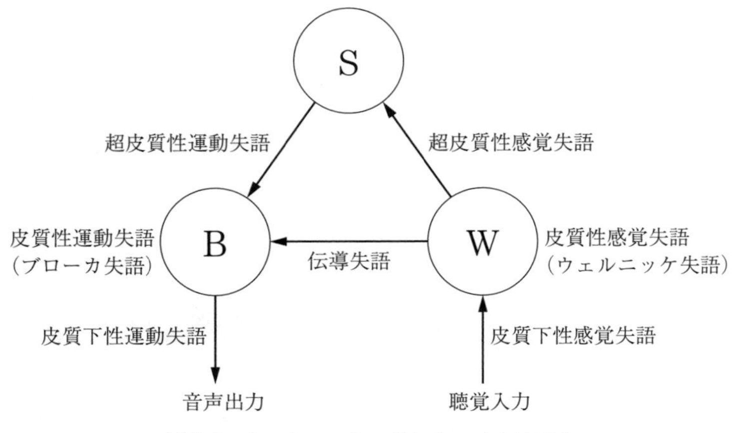

図 2.7　ウェルニッケ・リヒトハイムモデル

この言語モデルは言語機能が特定の脳部位に局在しているとする説，機能局在論であり，現在でも言語の「古典モデル」として引用される。聴覚が単語音声を検出するとウェルニッケ野で音声理解が行われ，その単語を復唱する場合には弓状束（きゅうじょうそく）を介して前頭葉のブローカ野に情報が送られ，発話運動が駆動されるとする。外側溝（シルビウス裂）の周りに音声理解と音声生成を担当するウェルニッケ野とブローカ野があって，両脳野を弓状束が連結するというこの領野は「環シルビウス溝言語領域」として現在でも使われている。

しかし，最近の脳機能研究によって，言語に関与する脳部位はより広範囲であること，特定部位での情報処理を受けてつぎの段階の処理が始まる逐次処理とは考えにくいこと，各領域が言語に特化した単一の機能を担っているとは考えにくいこと，各領野をつなぐ神経回路網は弓状束以外にも複数存在すること，ウェルニッケ野もブローカ野も研究者によって定義が異なること，などの疑問が出され，より精緻なモデル構築が進められた。

図 2.8 に示す**ロゴジェンモデル**[18] は，特定の処理機能を表す箱を情報の流れを表す矢印でつないで，音声言語と文字言語の処理過程を表現する。例え

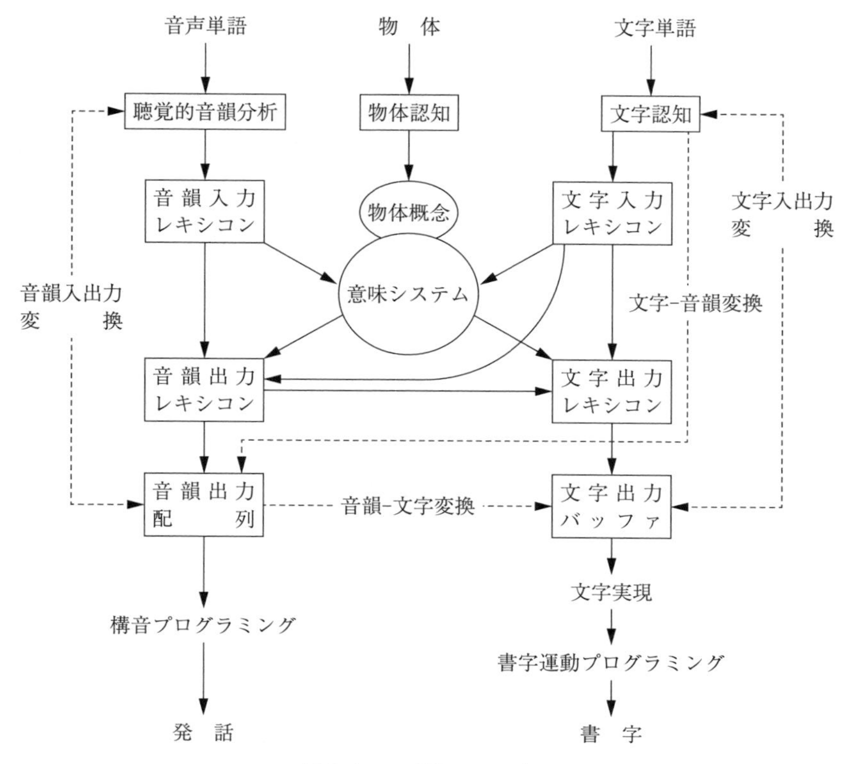

図 2.8　ロゴジェンモデル

ば，単語音声が聴覚提示されると，聴覚的音韻分析が行われて，音韻入力辞書を介して意味システムで意味理解が成立する。音韻入力辞書から直接，または意味システムを介して，音韻出力辞書にアクセスして，音韻出力系列を出力し，構音運動企画を経て発話が行われると仮定する。聴覚的音韻分析から直接音韻出力系列をつくり出す経路もあると仮定する。文字として単語が視覚提示された場合も複数の経路で意味理解や発話，書字につながるとする。

このモデルは，音声言語と文字言語の処理過程を認知科学的に分解して表すもので，言語障害の症状をどの箱ないし矢印の障害に起因するかを解析するために活用されてきた。意味システムが具体的にどんな脳機構で実現されているかなど，モデル提案時には解明されていなかった実際の脳機構との対応には重きを置かず，機能的解析に焦点を当てたモデルになっている。

言語の並列分散処理モデルの火付け役となった初期の**三角モデル**[19]を見てみよう。**図 2.9** に示す**音韻コード**，**文字コード**，**意味コード**の領域はそれぞれ脳神経細胞を模擬する神経素子を配置した人工神経回路網で，それらが並列処理機構を構成している。必ずしも特定の脳部位を想定しているわけではない。例えば「リンゴ」という音声入力があると，それが直接意味コードを賦活するか，あるいは文字コードにいったん変換されて意味コードを賦活するという経路で，音声の意味理解が達成されるとする。「リンゴ」という文字が入力され

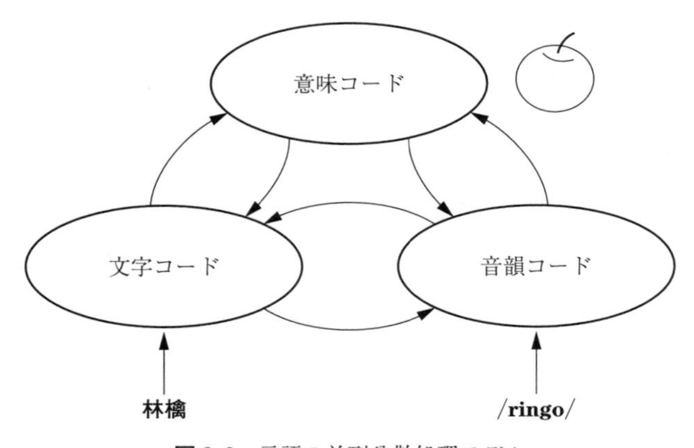

図 2.9　言語の並列分散処理モデル

るとそれが直接，あるいは音韻コードを介して意味コードを賦活し文字言語理解が達成される。意味コードから音韻コードを介して発話が，文字コードを介して書字が駆動される。

このモデルの発展形によって，健常なヒトの言語機能の発達過程を模擬したり，語彙性判断速度や正答率などヒトの言語行動で観測される諸特性を模擬したり，人工神経回路網の一部に損傷を与えて「言語障害」を起こしヒトの言語障害と比較したり，といった研究が試みられてきた。このような分散処理モデルによって，脳機能の理解がどの程度どのように正しいのか，他の方法に比較してどのような利点があるのか，を定量的に検討できるようになった。三角モデル[19] 以後，fMRI や MEG などによる脳画像研究結果と整合性の高い，より実態に近いさまざまな言語の並列分散処理モデルが提案されている[20)~23)]。

図 2.10 に，音声の聴知覚の二重経路モデルを模式的に示す[11]。聴覚だけを介した音声知覚課題に限定しても，図 2.5 に示したように，前頭葉，頭頂葉，側頭葉の広い範囲に活動が観測される。聴覚だけを介した音声知覚課題の賦活パタンに，側頭葉・頭頂葉・前頭葉の関連領野をつなぐ背側経路（黒い矢印）と，側頭葉・前頭葉をつなぐ腹側経路（白抜き矢印）を模式的に示した。背側経路にも腹側経路にも，複数の神経線維が関与することが明らかになってきている[3),6)]。

図 2.10 のモデルでは，背側経路を黒矢印で模式的に表した。背側経路は弓

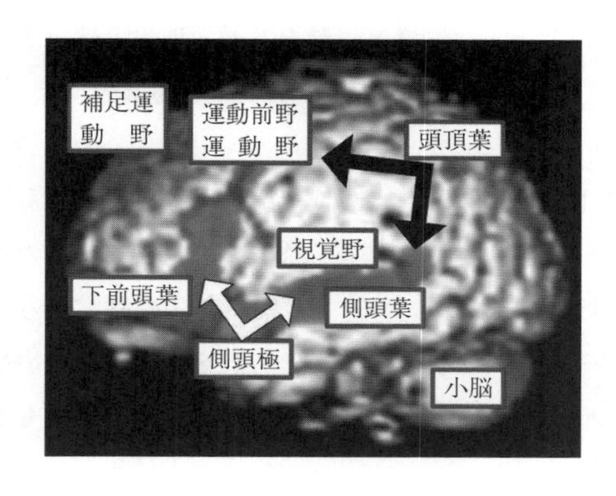

図 2.10　聴知覚の二重経路モデル

状束（arcuate fascicle：AF）と上縦束（superior longitudinal fasciculus：SLF）が関与しており，前頭葉の下前頭回弁蓋部（BA44）や三角部（BA45），前運動野下部（BA6）と，頭頂葉の縁上回（BA40）や，側頭葉上部（BA21，BA22），その周辺領野と連結している。この背側経路は，音韻系列とその運動表現の生成・知覚に関与する可能性が高いと解されている。また，下前頭回（BA44，BA45）は補足運動野とも連結しており，音韻系列と発話運動の時間制御に関与している可能性が高い。この図には示されていない大脳基底核や小脳，視床と皮質との神経経路網とその機能の理解も進んできている。

図 2.10 の白矢印は，下前頭後頭束（inferior front–occipital fascicle：IFOF）や鉤状束（uncinate fascicle：UF），中縦束（middle longitudinal fascicle：MdLF）などからなる腹側経路を模式的に表している。この腹側経路によって前頭前野と側頭葉・頭頂葉・後頭葉が連絡し合っており，音声言語や文字言語の意味理解に関与しているとされる。

話者の動画を提示すると，図 2.6 に示したように，後頭葉視覚野と側頭葉下面の活動が活発になる。これらの活動には，下縦束（inferior longitudinal fascicle：ILF）が関与すると考えられている。下縦束は，後頭葉の視覚野を経た後，さらに右半球優位で後頭側頭回の紡錘状回顔領域を経て側頭極へ向かう線維と，左半球優位で視覚性語形領域を経て側頭極へ向かう経路が確認されており，表情・感情認知機構，読字機能に関わると考えられている。

最後に，脳をベイズ推論機構と捉え，知覚と運動を共通の理論で統一的に説明する学説，Friston の自由エネルギー原理に基づく脳の数理的モデル[24)～28)]を簡潔に見てみよう。

自由エネルギー原理を借用して音声の知覚と生成を筆者なりに説明すると，以下のようになる。1) 個々人はそれまでの発達・経験に基づいて自己の内外環境に関する脳内モデル（信念）をもっている，2) 外界からの聴覚信号が聴覚野に届くと，脳内モデルに基づいて聴覚信号（とその音を生み出した事象や伝搬させた環境）を説明する予測信号を立て，予測信号が聴覚信号と最も適合する（自由エネルギーが最小になる）ようにベイズ推定する。結果として得られたその人にとって最適な予測信号が知覚結果になる。3) 知覚結果があいまいな場合，注意機能や行動を調整・制御して，つまり聴き方や見方を調整して，知覚精度を高める能動的知覚が行われる。一方，発話過程は，4) 発話運動の結果生じる筋感覚の予測信号（発話目標）を，運動中枢が運動制御機構神経系に送る。5) 運動制御神経系は，筋感覚予測信号と実際に生じる筋感覚信号の誤差を最小にするように，つまり発話目標を実現するように，発声・発語器官を制御する。コミュニケーションの視点から発話運動を考えると，聞き手の理解と反応の予測など階層レベルの異なる予測も関わると考えられる。聞き手にとっては，単に音声の聴覚言語的理解にとどまらず，表情やジェスチャなどの視覚情報とも統合して，皮肉や冗談といった発話者が必ずしも明示しない本音の予測なども関わってくるはずである。

この学説によると，知覚は運動によって能動的に最適化される過程，運動は知覚を目標としてそれを実現する過程となり，知覚と運動は協調して機能する一つのシステムとして扱うことになる。Friston の自由エネルギー原理は，神経回路網，脳，知覚と運動，情動と感情，注意，さらには発達とその障害，進化，意識，医学など幅広い分野で，新しい仮説提言に寄与している。Friston の難解な数理的アプローチ[24)~26)]を日本語でわかりやすく解説した書[27),28)]も発行されている。

MEG の章で見るように，自由エネルギー原理は，脳機能画像データから神経活動源を推定する逆問題の解法にも，また皮質内・皮質間神経結合を考慮したボトムアップ・トップダウン情報処理の動特性解析（動的因果関係解析，DCM）にも活用されている。言い換えれば，脳機能画像法による実験データと脳神経ネットワークの理論的解析が共通の理論的基盤によってより密に統合されつつあり，今後のさらなる進展に大きな期待を生み出している。

引用・参考文献

1) Gazzaniga, M., Ivry R.B. and Mangun G.R.：Cognitive Neuroscience, The biology of the mind, 5th Ed., W.W. Norton & Company（2019）
2) Poppel, D., Mangun, G.R., Gazzaniga, M.：The cognitive neurosciences, 6th Ed., The MIT press（2020）
3) Petrides, M.（永井知代子 訳）：言語脳アトラス，高次脳機能を学ぶ人のために，インテルナ出版（2015）
4) Frackowiak, R.S.J., Friston, K.J., Frith, C.D., Dolan, R.J., Price, C.J., Zeki, S., Ashburner, J. and Penny, W.：Human Brain Function, 2nd Ed., Elsevier Academic Press（2004）；Part I の pdf は以下の URL に公開されている。https://www.fil.ion.ucl.ac.uk/spm/doc/books/hbf2/（2022 年 7 月現在）
5) Brodmann, K.：Vergleichende Lokalisationslehre der Grosshirnrinde in ihren Prinzipien dargestellt auf Grund des Zellenbaues, Leipzig, Barth（1909）
6) Baker, C.M., Burks, J.D., Briggs, R.G., Conner, A.K., Glenn, C.A., Sali, G., McCoy, T.M., Battiste, J.D., Daniel, L., O'Donoghue, D.L. and Sughrue, M.E.：A Connectomic Atlas of the Human Cerebrum–Chapter 1: Introduction, Methods, and Significance, Operative Neurosurgery, **15**, Suppl_1, pp.S1-S9（2018）
7) Talairach, J. and Toumoux, P.：Co–planar Steretactic atlas of the human brain, Thieme, Stuttgalt（1988）
8) Evans, A.C. and Colins, D.L.：A 305–member MRi–based stereotactic atlas for CBF activation Studies, Proceedings of the 40th AnnualMeeting of the Society for Nuclear Medicine（1993）
9) Wernicke, C.：The symptom complex of aphasia: A psychological study on an anatomical basis, Boston studies in the philosophy of science, pp.34-97, Dordrecht: D. Reidel Publishing Company（1874/1969）
10) Tremblay, P. and Dick, A.S.：Broca and Wernicke are dead, or moving past the classic model of language neurobiology, Brain and Language, **162**, pp.60-71（2016）
11) Hickok, G. and Poppel, D.：Dorsan and ventral streams: a framework for understanding aspects of the functional anatomy of language, Congnition, **92**, pp.67-99（2004）
12) Imaizumi, S., Homma, M., Ozawa,Y., Maruishi, M. and Muranaka, M.：Gender differences in emotional prosody processing —A fMRI study—, Psychologia, **47**(2)（2004）
13) 本間　緑，今泉　敏，小澤由嗣 他：音声から話者の気持ちを理解する脳機構，

音声言語医学, **48**, pp.9-18（2007）

14) Penfield, W. and Rasmussen, T.：The Cerebral Cortex of Man, MacMillan, New York（1950）

15) Broca, P.：Sur le siege de la faculte du langage articule, Bulletins de la Societe D'anthoropologie de paris, **6**(1), pp. 377-393（1865）

16) Lichtheim, L.：On aphasia, Brain, **7**, pp.433-484（1885）

17) Geschwind, N.：The organization of language and the brain, Science, **170**, pp.940-944（1970）

18) Patterson, K. and Shewell, C.：Speak and Spell: Dissociations and Word-Class Effects, in Coltheart, M., Sartori, G. and Job, R. Eds., The Cognitive Neuropsychology of Language, pp.273-294, Lawrence Erlbaum Association（1987/2013）

19) Seidenberg, M.S. and McClelland, J.L.：A distributed, developmental model of word recognition and naming, Psychological Review, **96**, 4, pp.523-568（1989）

20) Guenther, F.H.：Control of Speech (MIT Press), The MIT Press（2016）

21) Ueno,T., Meteyard, L., Hoffman, P. and Murayama, K.：The Ventral Anterior Temporal Lobe has a Necessary Role in Exception Word Reading, Cerebral Cortex, **28**, 8, pp.3035-3045（2018）

22) Hoffman, P., McClelland, J.L. and Lambon Ralph, M.A.：Concepts, Control, and Context: A Connectionist Account of Normal and Disordered Semantic Cognition, Psychological Review, **125**(3), pp.293-328（2018）

23) Tomasello, R., Garagnani, M., Wennekers, T. and Pulvermuller, F.：A Neurobiologically Constrained Cortex Model of Semantic Grounding With Spiking Neurons and Brain-Like Connectivity, Frontiers in Computational Neuroscience, **12**, pp.1-17（2018）；DOI: 10.3389/fncom.2018.00088

24) Friston, K.J.：The free-energy principle: a rough guide to the brain?, Trends in Cognitive Sciences, **13**, pp.293-301（2009）

25) Friston, K. J., Daunizeau, J., Kilner, J. and Kiebel, S.J.：Action and behavior: a free-energy formulation, Biological Cybernetics, **102**, pp.227-260（2010）

26) Parr, T. and Friston, K.J.：Generalised free energy and active inference, Biological Cybernetics, **113**, pp.495-513（2019）

27) 乾　敏郎, 坂口　豊：脳の大統一理論, 自由エネルギー原理とは何か, 岩波書店（2021）

28) Hohwy, J.（佐藤亮司・太田　陽・次田　瞬・林　禅之・三品由紀子 共訳）：予測する脳, 勁草書房（2021）

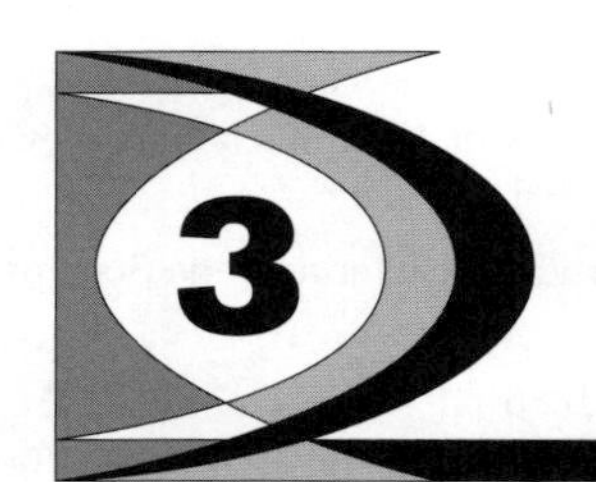

脳波による脳活動観測

3.1 原理・装置

3.1.1 聴取や発話に伴って生じる脳電位とは

脳波（electroencephalography：**EEG**）とは，脳の神経活動に伴う電位変動を頭皮上あるいは脳表より検出し，時系列に沿って記述したデータである。近年，主流となっている紙記録のない脳波計（ペーパーレス脳波計）では，離散的な周期で検出した信号を量子化し，符号化することによって記述している。すなわち，脳活動の判読に用いるのは，アナログ信号である脳内の電位変動をディジタル信号へ変換（AD 変換）したデータであるため，サンプリング間隔（周期）の選択は脳波計測において十分に留意しなくてはならない。なお，データのサンプリング情報は，1 秒間のサンプリング間隔（Δt）の逆数をとり**サンプリング周波数**（$1/\Delta t$）とも表す。このサンプリング周波数が上昇すればするほど高周波のデータを検出することが可能となるわけだが，データ容量の増加は解析や保存において負荷となることから，実用上は原信号の 3～4 倍のサンプリング周波数が使われる（3.1.4 項）。では，聴取や発話にかかる脳活動において解析対象となる原信号とはなにか。

まず，**聴取**という事象について説明する。私たちが外界の音を気導にて知覚する場合，鼓膜の振動が耳小骨を通じて蝸牛の有毛細胞のチャネルを開き，その情報が聴神経を通じて脳幹へと伝えられ，大脳のシルビウス裂の側頭葉上部に局在する聴覚野で処理される。併せて，聴覚連合野に相当する聴覚野周辺の大脳の側頭葉にて音情報のさらなる解析が行われる。このときに細胞膜に生じる電位変動を頭皮上から計測することによって聴取に伴う脳波が得られるわけだが，蝸牛から脳幹に至る経路は末梢神経であるため，厳密にいうとこのデータには中枢神経に加えて末梢神経の神経伝導の要素も含まれることになる。

すなわち，末梢神経と脳幹，視床，大脳では，神経細胞や（神経）核サイズが異なり伝導速度も異なるため，検出したい原信号に応じて適したサンプリング周波数を選択することが必要となる。例えば，末梢神経から大脳に至る大きな電位変動のポイントは，蝸牛，上オリーブ核，外側毛体核，下丘（かきゅう），内側膝状体であり，健常成人では外耳から 10 ms 以内に伝わる。したがって，このような電位変動を検出するには聴性脳幹反応（auditory brainstem response：ABR）（3.2.1 項〔1〕）などとして解析するため，サンプリング周波数は 20 000 Hz を選択する。その後の脳幹から大脳に至る反応を検出する場合には，目的とする神経活動の潜時に応じて 500～2 000 Hz 程度に設定することが多い。

なお，神経細胞の電位変化とは 10～100 μV 程度であり，細胞一つ当りの電位変化を頭皮上から検出することは難しい。したがって，あるまとまった量の神経細胞の活動が生じたときに，脳波として計測することが可能となる。また，神経細胞の軸索初節に生じる活動電位の持続時間は 1 ms 以下と考えられており，頭皮上から検出可能な数の神経細胞においてこれらが同期することはほぼない。一方で，シナプス電位の持続時間は 10～20 ms であり，単一の感覚刺激であっても周辺の神経細胞における同期がそれなりに見込まれる。さらに，刺激強度に応じて脳波の振幅が変動することから，大脳由来の脳波とは，全か無かの法則が適用される神経細胞の活動電位というよりも，むしろ**興奮性シナプス後電位**（こうでんい）（excitatory postsynaptic potential：**EPSP**）と**抑制性シナプス後電位**（inhibitory postsynaptic potential：**IPSP**）の総和が主に反映されたものと考えられている。

例えば，大脳の聴覚野では，主に皮質V層にある大錐体細胞に生じる電位変動が，聴取によって誘発された脳波を形成している。視床特殊核からの興奮性シナプスは，大錐体細胞より皮質表面に伸びた先端樹状突起深部（Ⅳ層）で脱分極を起こし，EPSP を生じさせる。このとき，局所的に細胞内は陽性，細胞外は陰性へ偏倚（へんい）するため，細胞外では非興奮部の電位差から興奮部へ電流が吸い込まれ（sink），深部陰性，表層部陽性の電場が生じる（**図 3.1**）。このように二極を示す電場を双極子（dipole）としてモデル化すると，近接する大錐体細胞は並列しているため，脱分極の同期によって加重された電場を大きな一つの双極子に置き換えることができる。これを**等価双極子**（equivalent dipole）といい，脳波は等価双極子の時間的変動を計測したものと解釈できる。なお，皮質対側からの興奮性シナプスなど表層（Ⅱ～Ⅲ層）で EPSP が生じると，細胞外には深部陽性，表層部陰性の電場が生じる。すなわち，大錐体細胞が頭皮方向へ垂直に並んでいる場合には，頭皮上に付けた電極で陰性電位として捉えられる。

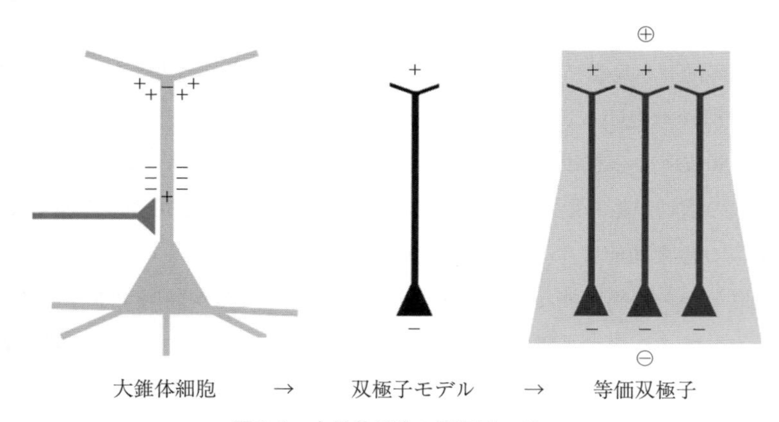

図 3.1　大錐体細胞の双極子モデル

ヒト脳は容積導体であるため，皮質付近の**近電場電位**（near-field potential）のみならず皮質下の**遠隔電場電位**（far-field potential）までも頭皮上の電極で記録することができるが，電場は距離の延長に伴い急激に減衰すること（例えば，大脳皮質と頭皮上の距離から想定すると距離の 2 乗に反比例して減衰），および電場を形成する複数の発生源と記録電極間の導電率がさまざまであることから，頭皮上で得られた電位から発生源の位置を同定するのは容易ではない（3.3.4 項）。なお，遠隔電場電位は容積伝導により頭皮上の広い範囲で記録されるため，基準電極は頭皮外に設ける必要がある。

つぎに，**発話**という事象について説明する。発話は，私たちがコミュニケーションを行う際の伝達手段である。したがって，思考や認知，記憶，表出など一連の知的・感情的活動を含むことになるが，本書では特に音声言語の表出の直前直後の事象に絞ることとする。随意的な発声に伴う喉頭，舌，顔，顎などの発声器官や呼吸の調節は，運動や準備に関わる大脳の一部が駆動される[1)]。すなわち，大脳の運動前野に相当する前頭葉後下部や補足運動野（SMA）に相当する前頭葉内側部にて発声に必要な運動が企画され，中心前回に位置する一次運動野より脳幹を通じて末梢器官へ伝達されて発声に至る。他の運動では固有覚に加えて視覚によるフィードバックに基づき運動調整を行うが，発話では，生じた音声のほとんどは外耳や頭蓋骨を通じて大脳の**聴覚野**にて知覚されることから，固有覚と聴覚によるフィードバックを発声および構音の調整の手掛かりとする。例えば，騒音下など自身の声がよく聞こえない状況では，つい大きくそして間延びした発声をしてしまうことからも（すなわち，ロンバール効果），聴覚フィードバックと発声器官の運動調節には密接な協調関係があることがわかる。

さらに，発話の音高（pitch）やリズムを調整する場合には，上述の聴覚伝導路に加えて大脳の聴覚野に近接する聴覚連合野やウェルニッケ野を含む側頭頭頂領域も大きく関与して，運動を企画する。したがって，通常の発話時にはなかなか自覚しにくいものの，自分の発した声や内容が企画したとおりに表現されたかどうかを，運動による固有覚と聴覚のフォーワード情報とフィードバック情報を利用し，必要に応じて運動調節するためのモニタ機構がつねに働いているといえる[2)〜5)]。このような発話の生成と調整のシステムに関するニューラルネットワークモデルとしては，DIVA（directions into velocities of articulators）が提案されている[6)〜8)]。

なお，フォーワード-フィードバック情報の利用を表す現象は，他の運動においても同様に解釈されており，大脳の感覚野において予測となる運動野からの遠心性コピー（efference copy）や，それと運動の結果として生じる知覚を補正する随伴発射（corollary discharge）として知られている[9)]。ヒトの発話の場合，責任領域は大脳の聴覚野や聴覚連合野が指摘されているが，感覚野と運動野間の投射がフィードバックに基づく運動調整を行っていると考えると，大脳皮質のみならず皮質下が関与するのは明白である。例えば，錐体外路系徴候を示す疾患であるパーキンソン病では，ピッチの平坦な発話や音圧の減衰がしばしば認められる。また，ロンバール効果やサイドトーン効果（自身の声の音圧が増幅されてフィードバックされたときに，発話が流暢になったりその声が小さくなったりする現象）もあまり見られない。すなわち，錐体外路症状は，正常聴力を保ちながらも聴覚フィードバックに応じた声の音圧調節を困難にしている[10)]。以上からも，大脳皮質–大脳基底核ループの発話における随伴発射への働きは大きいといえるだろう[11)]。

しかしながら，大脳基底核の電位変動は，頭皮上からの距離など構造上の理由から脳波として捉えることは難しい。したがって，発話に伴って生じる脳電位としては，発声器官の**運動関連脳電位**（motor related cortical potential：**MRCP**）と時間的に一部重畳する自分の声に対する**聴覚誘発電位**が主に捉えられる。なお，MRCPのうち，運動開始前およそ0.1 sから急速に増大し運動肢対側の大脳半球に優位な局在を示す成分を**運動電位**（motor potential：**MP**）といい，一次運動野由来とされているが，それに先行する半球優位性の乏しい緩やかな陰性偏倚の**準備電位**（bereitschaftspotential：**BP** あるいは readiness potential：**RP**）は，運動前野およびSMA由来である。

一次運動野では体部位局在性がよく保たれており，顔面や舌など発声に関連する領域は中心前回下部に相当する。したがって，側頭葉の聴覚野とは空間的に近接し，活動の潜時（せんじ）も重なることから，得られた脳電位を**事象関連電位**（event–related potential：**ERP**）（3.2.2項）として解析すると成分分離が難しいことがある。そのような場合は，**事象関連同期・脱同期**（event related synchronization：**ERS**，event related desynchronization：**ERD**）として解析することによって（3.3.2項），運動に伴うミュー律動と聴覚処理に伴う反応を分離して解析することもできる。

3.1.2 手　　続　　き

〔1〕 準　　　　備

前述のように，発話に関わる脳電位とは，発声器官の BP や MP のみならずフィードバックに相当する聴覚と固有覚の皮質反応を含む。したがって，聴覚および発話の脳波計測に先立っては，あらかじめ被験者の耳垢など外耳を塞ぐ異物をできるだけ取り除き，聴力検査を行って自覚的な聴力を把握しておく必要がある。また，被験者には脳波計測の目的や内容などについて十分に説明を行い，不明な点を解決することによって余計な不安を軽減するよう努める必要がある。なお，計測中の眠気や睡眠，物質摂取による覚醒の状態は脳活動に大きく影響を与えるため，大脳由来の信号計測が目的である場合は，前日から当日にかけての睡眠時間や飲酒，服薬をコントロールする必要がある。したがって，計測前日までに被験者から実験協力へのインフォームドコンセントを得ておくことが望ましい。

〔2〕 電　　　　極

頭皮上に付ける**電極**には，主に皿電極を使用する。皿電極の頭皮接地面に使用する素材には，金（Au），銀（Ag），スズ（Sn）などがあるが，電極電位の安定性から銀-塩化銀（Ag/AgCl）が選ばれることが多い。他に，KCl 溶液などの電解液を含ませたスポンジ状電極もある。また，電極内部にインピーダンス変換アンプを内蔵し，電極部分で高インピーダンスの状態をつくり出すことにより電極接触インピーダンスに左右されにくいよう設計されたアクティブ電極も流通している。なお，従来の電極装着には導電性のペーストやゲルを電極に付着させる必要があるが，最近ではドライ電極のようにペーストレスで記録できるものもある。いずれにせよ，同一生体に装着する電極接地面の組成は，同じものとするのが原則である。

〔3〕 電 極 の 装 着

ペーストやゲルを使用して電極を装着する場合には，接触抵抗の主な原因となる皮脂などを酒精綿（しゅせいめん）や研磨剤を利用してふき取り，電極を付ける前に生体と電極間の接触抵抗を下げる処置をする。通常の脳波計測における接触抵抗値は

10 kΩ 以下であれば問題ないとされるものの，研究目的で実施する場合は 5 kΩ 以下を目指したい。なお，ドライ電極を使用する場合は上記の前処理は不要であるが，整髪料などの余計な物質を取り除き，できるだけ清潔な状態の頭皮に電極を装着することが望ましい。

電極を付ける頭皮上の位置は，**国際 10–20 法**や **10% 法**など共通の電極配置法に則り，メジャーなどを使って正確に決める（**図 3.2**）。国際 10–20 法では，鼻根部（nasion）と後頭結節（inion），左右の耳孔あるいは耳介前点（preauricular point：PA）の頭皮上の中点（Cz）を基準に，矢状断および冠状断に沿って頭皮上に座標を想定し，nasion（Nz）～inion（Iz）間および左右 PA 間のそれぞれ 10% あるいは 20% 刻みの地点を電極部位としている。

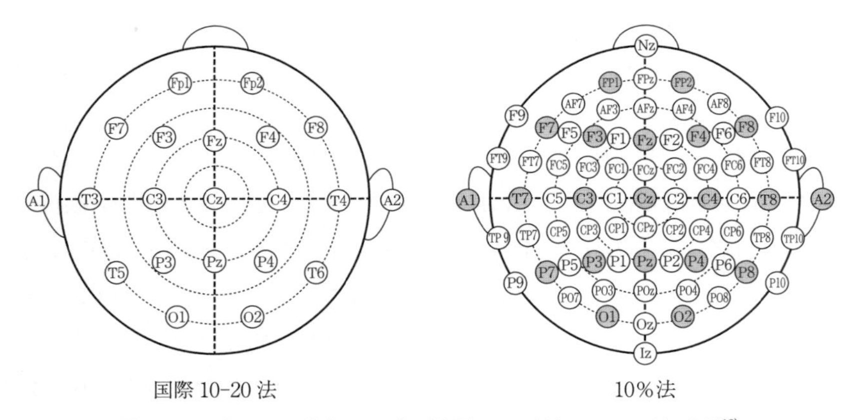

図 3.2　国際 10–20 法と 10% 法（拡張 10–20 法）による電極配置[12)]

また，電位は 2 点以上から計測される必要があるため，計測部位の電極（**探査電極**）の他に基準となる電極を付ける必要がある。前述の頭皮上に付けた電極を相互に基準電極として導出する方法もあるが（双極基準導出法），計測の際には左右の耳朶（じだ）やマストイド（乳様突起），鼻尖（びせん），鼻根（びこん），顎などの頭皮外に**基準電極**を設けておくことが多い。一般に，基準電極と記録電極間の距離が短いほど信号が両電極に同様に影響しやすくなるため（**基準電極の活性化**），信号の発生源に近接した部位に基準電極を設けるのは避けたほうがよい。すなわち，左右大脳半球のシルビウス裂にある聴覚野の活動を側頭に付けた探査電極から検出するときは，左右の耳朶よりも，鼻尖や鼻根，顎などの正中部を基準電極として反応を半球間で比較するとよい。一方で，発話に関連する脳電位を計測する際は，発話によって生じる顔面の筋電位が基準電極の活性化につながらないようにするため，左右の耳朶に基準電極を付ける。また，発話時には，顔の動きのみならず眼球運動や瞬目などが頭皮上からの脳波計測においてアーチファクトとなりやすく，その電位変動は頭頂部付近まで伝搬することもある。したがって，得られたデータが脳波由来のものか脳波以外のものか判別できるように，脳波計測時には眼電位（electrooculography：EOG）や顔面の筋電図（electroencephalography：EMG），心電図（electrocardiogram：ECG），呼吸センサなどを併せて計測しておくとよい。

なお，多数の電極装着を効率化するため，あらかじめ電極を共通の電極配置法に基づいて拡張して配置した伸縮性のある帽子やネットを装着する方法もある。その場合は，被験者の頭囲に合ったサイズの帽子やネットを使用し，それぞれの電極がメジャーを用いて頭皮上に決めたいくつか電極部位（例えば，Fpz や Cz などの前額部や中心部）と合致するように，慎重に装着する。一方で，新生児など頭囲の小さい被験者の場合は，頭皮上面積の縮小と装着にかかる被験者の負担軽減を考慮し，少ない電極数による計測にとどめることもある。

3.1.3 刺激や課題

〔1〕 聴　　　取

刺激には純音や複合音を使うことができる。刺激音の周波数構造やピッチ，強度（intensity），大きさ（loudness），持続時間に注目し，比較したい現象以外の要因を条件間でできるだけ等しくなるように**刺激音**を作成する。このとき，時間解像度の高い解析を求める場合には，特性の経時的な変化にも留意する（例えば，強度変化のエンベロープなど）。また，ノイズの発生を防ぐため，刺激音の始まりが 5～10 ms 程度で徐々に増大し，刺激音の終わりは同様に徐々に減衰するように，音声波形に rise/fall 処理を施しておく。

刺激提示にはスピーカのほかイヤホンやヘッドホンも用いることができるが，装着の際には頭皮上の電極に重ならないように気を付けなくてはならない。

〔2〕 発　　　話

単音節の発声の他，単語や文章などの言語生成，さらにはハミングや歌唱など調音を含む発声課題が用いられる。いずれにおいても，まずは比較したい現象以外の要因を条件間でできるだけ等しくなるよう，発声課題を設定する必要がある。また，前述のように，顔面の筋電位や体動は脳波計測にとって大きなアーチファクトとなるため，できるだけ口や顎を動かさずに発声できる課題を選択する。特に計測の初期には，発声に同期して頭を持ち上げたり瞬きをしたりする癖が生じやすくなるため，安静状態で発声を行う練習をあらかじめ設けておくとよい。

つぎに，呼吸によるアーチファクト混入にも留意する。安静時呼吸では，単位時間当りの呼気と吸気の割合はおおよそ7：3といわれている。一方で，発話時には発話の長さと強度によって異なるが，安静時呼吸に比べると吸気は大量で短時間となり，より長い時間をかけて呼気が生じる。呼吸による大きな振動は脳波データに低い周波数成分として混入しやすいため[13]，1試行内で大きな吸気が何度も生じる課題を行う際には，データからその影響を減じる必要がある。したがって，発話に至る随伴陰性変動（contingent negative variation：CNV）やBPなどの低い周波数帯域が主な成分となる電位を評価対象とする場合には，軽く息を吸った状態で1〜2秒ほど呼吸を止めてから発声をするように被験者に教示するなど，計測時にはできるだけ呼吸による脳波へのアーチファクト混入を軽減するように努める必要がある。なお，発話の運動支配に着目して大脳の運動野由来のミュー律動を解析する際（3.3.2項），発声終了直後の時間帯を運動電位のリバウンド区間として使用することがあるが，発声終了直後にこそ大きな吸気が生じて体動アーチファクトが混入しやすいため，被験者にはあらかじめ発話終了後の呼吸コントロールについても，十分に説明して練習を行ってもらう必要がある。

3.1.4 計　　　測

脳波計測の際には商用電源による交流（ハム）が混入するため，差動増幅器を用いてこれを抑制する。したがって，差動増幅器の G_1 を探査電極，G_2 を基準電極としたときの同相成分と差動成分について，増幅器の基準となるニュートラル電極との電位差をそれぞれ算出した値が出力電圧となる（**図 3.3**）。なお，G_1 や G_2 などの電極は頭皮に付けるためそのままでは接触抵抗（接触インピーダンス）が異なる恐れがある。適切なデータ解釈のためには，皮膚抵抗を減じるなどして，R_1 と R_2 が，ひいては G_1 や G_2 への入力電圧が等しくなるように準備しなくてはならない。

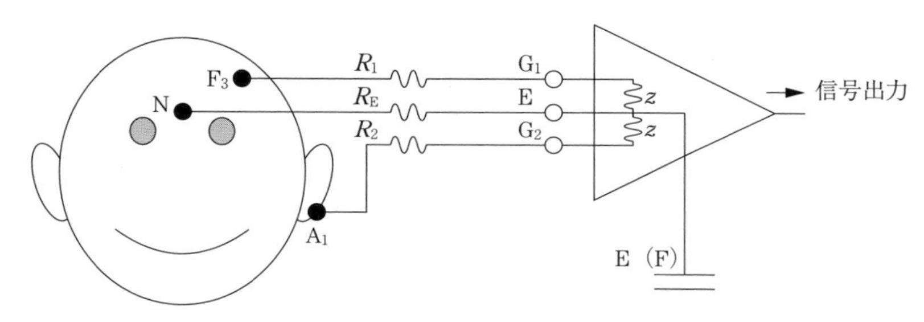

R_1，R_E，R_2 は電極接触抵抗を，z は増幅器の入力抵抗を，E はアースを示す

図 3.3 脳波の導出法

ところで，従来の脳波計は接地型のアースが用いられていたが，最近は商用電源と生体の接地を絶縁するフローティング回路を用いるようになった。後者は，フローティングアースの入力端子と頭部に任意に付けた電極を接続することによって，脳波計測における感電事故の恐れを低減している。したがって，このとき，生体やフローティングアース端子を別途，接地してはいけない。

つぎに，計測環境について述べる。脳波計測は，電磁的に遮蔽された静かな室内（シールドルーム）にて実施することが望ましい。特に聴覚実験や発話実験を行う場合には，防音室や無響室を利用することが多い。ハム混入を軽減するには，刺激提示装置などの併用機器を計測室外に設置できればなおよいが，計測室内に持ち込む場合には生体からできるだけ離して設置する。併せて，接触インピーダンスを下げて**SN比**（signal–to–noise ratio）を上げ，漏洩電流が生体に混入しないように壁や蛍光灯と生体を離し，アクティブ電極以外を使用するときには電極のリード線を束ねて，電磁誘導によるハム混入を防ぐ。

最後に脳波計の設定について述べる。サンプリング周波数は，目的とする成分によって推奨値が異なる。最小で目的の2倍のサンプリング周波数が必要であるが，ナイキスト周波数（サンプリング周波数の1/2）以上の信号はそれ以下の相当する周波数の信号に折り返して混入（エイリアシングノイズ）するため，脳波計測時には**低域通過フィルタ**（low pass filter/high cut filter）を適用してこれを減衰させることが多い。したがって，この減衰率を想定し，実際には目的とする成分の3倍以上のサンプリング周波数で計測する必要がある。

また，**高域通過フィルタ**（high pass filter/low cut filter）も計測目的とする成分によって推奨値が異なる。これは時定数（time constant，τ）として表されることも多く，通常の外来などで行う脳波計測では0.3 sに設定する。時定数とは，較正電圧の信号が$1/e$（$e \fallingdotseq 2.718$），すなわちおよそ36.8%に減衰するまでに要する時間を示し，$1/2\pi f$（fは低域遮断フィルタの周波数〔Hz〕）で算出される。すなわち，時定数が小さいほど低周波成分が遮断されるため，発汗など皮膚電気活動の混入を減じるのに有用だが，ERPでは低周波成分も解析対象に含むため，10 s（$f \fallingdotseq 0.016$ Hz）や16 s（$f \fallingdotseq 0.01$ Hz）に設定することも多い。その場合は，室温などを快適に保ち，被験者が緊張せずに計測に取り組めるよう留意する。

3.2 実験デザイン

3.2.1 聴覚誘発電位（AEP）

〔1〕 聴性脳幹反応

聴性脳幹反応（auditory brainstem response：**ABR**）は，外耳から脳幹への伝導を評価するため，音刺激を聴取してから10 ms以内に生じる短潜時聴覚誘発電位を計測する手法である[14)]。したがって，睡眠下での計測が可能であり，通常は体動の軽減も兼ねて閉眼の状態で仰臥位（ぎょうがい）にて計測する。頭皮上からこれらの遠隔電場電位を検出するには，左右の耳朶（左耳朶：A1/右耳朶：A2）に基準電極，国際10-20法に基づいて決められたCzに探査電極，任意の頭部（例えば，Fpz）に接地電極を付ける。計測データは30～3 000 Hzのバンドパスフィルタにて1 000試行の加算平均処理（3.3.1項）を行う。なお，再現性の確認のため2回以上の計測が推奨される。

通常，刺激には，クリック音を用いる。**クリック音**は鼓膜へ陽圧（condensation）か陰圧（rarefaction）の極性を伴って伝わるが，ABR計測時にはそれぞれの極性のクリック音を交互に提示すること（alternate）が多い。計測の際には，ヘッドホン受話器を通じて刺激側の耳へ10回/秒（10 Hz）の頻度でクリック音を，反対側にはマスキングのため刺激側の－40～－50 dBに相当する音圧でホワイトノイズを連続提示する。最初に70～80 dB nHL（normal hearing level：nHL）の音圧で計測し，その後，徐々に音圧を下げた条件を計測して成分が検出できる閾値（いきち）を評価する。

ABR波形は，体動などのアーチファクトを除去したデータについて加算平均処理を施して求める。出現潜時の早い陽性成分から順にⅠ波，Ⅱ波，Ⅲ波，…と呼び，Ⅰ波は蝸牛神経核遠位端，Ⅱ波は蝸牛神経核近位端，Ⅲ波は蝸牛神経核あるいは上オリーブ核，Ⅳ波は上オリーブ核，Ⅴ波は外側毛体核あるいは下丘，Ⅵ波とⅦ波は下丘あるいは内測膝状体以降の上行性聴覚神経線維が発生源と考えられている（**図3.4**）。なお，波形の極性はpositive upに描出する。

〔2〕 中間潜時反応

中間潜時反応（middle latency response：**MLR**）は，脳幹から大脳への伝導を評価するため，音刺激を聴取してからおよそ10～50 msに生じる中潜時聴覚誘発電位を計測する手法である。大脳における反応も解析対象に含まれることになるため，覚醒下の安静状態で計測することが望ましい。頭皮上からの導出方法はおおむねABRに準ずる。ただし，計測データは2～200 Hzあるいは10～400 Hzのバンドパスフィルタにて500試行の加算平均処理を行う。なお，再現性の確認のため2回以上の計測が推奨される。

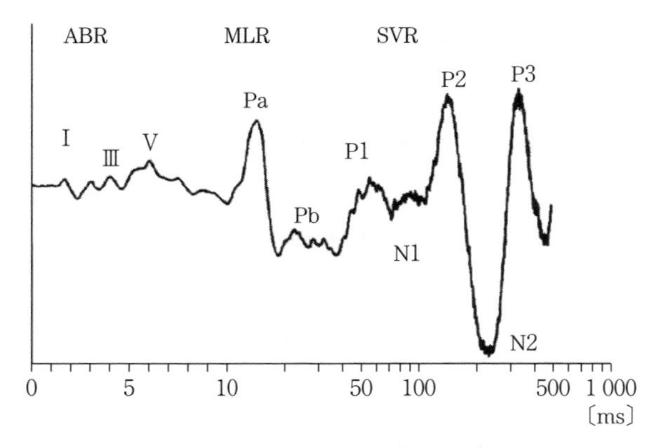

図 3.4　聴覚誘発電位の成分[15)]

刺激音には，クリック音やトーンピップ，トーンバーストを用いる。ヘッドホン受話器を通じて 5～10 回/秒（5～10 Hz）の頻度で，十分に聞こえる音圧（例えば，60 dB nHL 以上）にて両耳あるいは片耳に提示する。

計測された脳波は，アーチファクト除去を経て加算平均処理を施し，MLR 波形を求める。出現潜時の早い成分から順に Po，Na，Pa，Nb，Pb と呼び，陽性成分の Po は外側毛体核から下丘，陰性成分の Na は下丘から内測膝状体，陽性成分の Pa 以降は聴皮質由来と考えられている（図 3.4）。なお，波形の極性は positive up に描出する。

〔3〕 頭頂部緩反応

頭頂部緩反応（slow vertex response：**SVR**）は，大脳の聴覚野における反応を評価するため，音刺激を聴取してからおよそ 50 ms 以降に生じる長潜時聴覚誘発電位を計測する手法である。したがって，覚醒下の安静状態で計測する。頭皮上からの導出方法はおおむね ABR に準ずる。ただし，計測データは 0.3～30 Hz のバンドパスフィルタにて 100 試行以上の加算平均処理を行う。なお，再現性の確認のため 2 回以上の計測が推奨される。

刺激音には，トーンバーストを用いることが多い。刺激音の聴取終了に対するオフ反応とつぎの刺激音に対するオン反応の重複を避けるため，刺激頻度は刺激の持続時間に応じて変更する必要がある。例えば，刺激の持続時間が 100 ms

程度であれば1〜2回/秒（1〜2 Hz）の頻度で，十分に聞こえる音圧（例えば，60 dB nHL以上）にて両耳あるいは片耳に提示する。

計測された脳波は，アーチファクト除去を経て加算平均処理を施し，SVR波形を求める。出現潜時の早い成分から順にP1，N1（N100），P2（P200），N2と呼び，いずれの成分も，大脳皮質の聴覚野（Heschl回）から聴覚連合野の由来と考えられている（図3.4）。なお，波形の極性はnegative upに描出する。

3.2.2 事象関連電位（ERP）

〔1〕 ミスマッチ陰性電位

ミスマッチ陰性電位（mismatch negativity：**MMN**）は，繰返しの聴取によって生成される感覚記憶痕跡と，それから逸脱した知覚の処理を反映する大脳の電位変化を評価するため，刺激提示時点から100 ms以降に頂点を示す陰性電位を計測する手法である。したがって，覚醒下の安静状態で計測する。頭皮上からこれらの電位を検出するには，頭皮外（鼻尖や鼻根，耳朶など）に基準電極，国際10–20法に基づいて決められた前頭部から中心部にかけての部位に探査電極，任意の頭部に接地電極を付ける。導出部位に規則はないが，MMNの頭皮上の局在を確認するためには頭皮上にまんべんなく配置するとよい。多くは，国際10–20法に基づく19部位より導出する。計測データはバンドパスフィルタ（例えば，0.1〜30 Hz）を用いて解析対象とする周波数帯域のデータに絞った上で，刺激ごとに加算平均処理（3.3.1項）を行う。

刺激には通常，オドボールパラダイムの標準刺激と標的刺激として2種（例えば，1 000 Hzと1 200 Hz）の純音を用いる[16]。通常，感覚記憶痕跡とは実験時に一時的に形成される現象を想定しているものの，母国語にない言語音の聴取については母国語よりもMMN反応が減衰することから，恒久的な感覚記憶の鋳型も形成される可能性がある[17),18]。したがって，研究目的に応じて刺激に用いる楽器音や言語音を工夫するとよい。なお，刺激の持続時間と**刺激提示間隔**（stimulus onset asynchrony：**SOA**），**刺激間間隔**（inter stimulus interval：**ISI**）は音の種類によって異なる。例えば，持続時間50 msの純音刺激を用いる場合のSOAは500 msとするが，持続時間150 msの語音刺激を用いる場合のSOAは1 000 msとする。

つぎに，刺激提示の手続きについて述べる。感覚記憶痕跡を形成させるため，標準刺激の提示回数を大幅に増やし，記憶痕跡から外れた標的刺激の提示は低頻度とする。通常は8：2を目安とするが，17：3や9：1など変動してもよい。いずれにせよ，標的刺激の発生を予測させないために，提示順はランダムとする。すなわち，標準刺激によって形成された感覚記憶痕跡から外れた刺激を逸脱したものとして知覚しMMN成分を形成するので，標的刺激は無音（すなわち，標準刺激の欠落）やその他の属性の違い（例えば，持続時間の異なる刺激音）であってもよい[19),20)]。なお，加算平均処理におけるSN比をよくするため，1刺激当り100試行以上提示する。すなわち，標準刺激と標的刺激を8：2の割合で提示する場合，各刺激の試行数は標準刺激が400，標的刺激が100となる。また，解析の際には，各条件の加算平均処理波形を求めた後，標的刺激から標準刺激の波形を引き算した差分波形を算出してMMN成分を同定する（**図3.5**）。したがって，標的刺激と標準刺激の物理特性条件をそろえるために，標的刺激と標準刺激に用いた刺激を入れ替えた計測を追加し，解析時には，同じ刺激音に対する標的刺激−標準刺激間の差分波形を算出するとよい。

計測の際には，ヘッドホン受話器あるいはスピーカを通じて両耳へ，十分に聞こえる音圧（60 dB nHL以上）で提示する。また，計測中は，標準刺激への

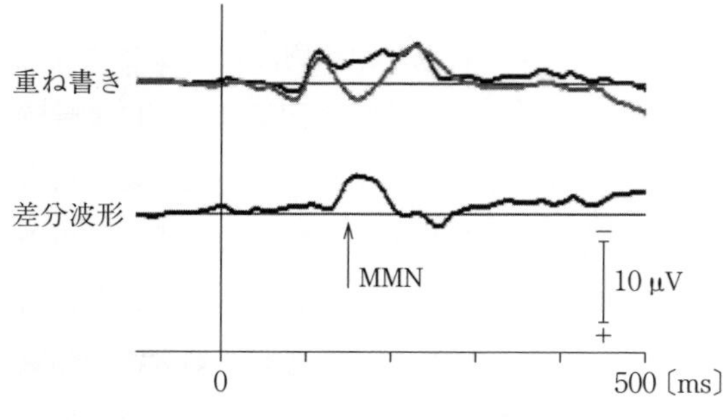

刺激提示時点を0 msとして条件ごとに加算平均波形を算出し，標的刺激（黒色）から標準刺激（灰色）を引いて差分波形を求めると，100 ms以降にMMN成分が検出できる

図3.5　MMN　波　形

自動的探知機構を反映する成分のみを抽出するため，刺激モダリティ以外のなにかに被験者の注意を向けておくようにする。例えば，無音の動画視聴や読書をしている状態で計測を行う。刺激に言語音を用いるときなどには，元から台詞（せりふ）のない動画の視聴など，できるだけ言語想起を伴わない活動を課すとよい。

〔2〕 **P300（P3b）と P3a 成分**

P300 成分は，刺激に同期して識別や判断をするときに計測された脳波について，刺激ごとに加算平均処理をすると刺激提示後 300 ms 以降に頂点を示す陽性電位として検出される[21)]。したがって，覚醒下の安静状態で計測する。前頭葉や側頭葉，頭頂葉内側面，海馬，扁桃体など複数の領域における電位変化を反映した成分と考えられており，各部位の寄与の割合によって，P300 成分の頭皮上局在が変化する（3.3.3 項）。頭皮上からこれらの電位を検出する手続きは基本的には MMN に準じるが，導出電極には少なくとも国際 10-20 法に基づいて決められた前頭部から頭頂部にかけての部位（例えば，Fz，C，Pz）を含むようにする。標的刺激の提示回数は 20〜50 回以上とし，刺激の複雑さや意味によって P300 成分の振幅が増大したり潜時が延長したりするため，SOA は MMN 計測のときよりも長めに設ける。

計測にあたっては，MMN と同様に，標準刺激と標的刺激の 2 種を用いたオドボールパラダイムにて音を提示するが，新寄刺激を加えて計 3 種を用いたオドボールパラダイムとすることもある。ヘッドホン受話器あるいはスピーカを通じて両耳へ十分に聞こえる音圧（60 dB nHL 以上）で，標準刺激を高頻度に，標的刺激や新寄刺激は低頻度に提示し，被験者には標準刺激や新寄刺激には反応せずに標的刺激にのみなんらかの判断を行うよう教示する。このとき，標的刺激に対して頭頂部（例えば，Pz）優位の P300 成分が増大するが，新寄刺激にも，発生頻度の偏りから標的ではないものの標準刺激との識別の過程を反映して，P300 様成分が前頭部（例えば，Fz）優位に生じる。そこで，前者を **P3b 成分**，後者を **P3a 成分**と称するようになった。なお，標的刺激への判断にはキー押しなどを課すことが多いが，キー押しに伴う MRCP の混入を避けるため，標的刺激の計数を課すこともある。ただし，計数に伴う前頭葉賦活がP3a成分の形成をゆがめる可能性にも留意する必要がある。

〔3〕 **発声関連脳電位**

四肢の指や関節の運動（例えば，屈曲やキー押し）を5秒以上の間隔をあけて被験者のペースで繰り返してもらい，このときの脳波について運動開始時点を基準として加算平均処理を行うと，運動開始のおよそ1～2秒前から緩やかに増大し運動開始直後に頂点を示す陰性電位のMRCPを検出できる[22]。したがって，**発声関連脳電位**（vocalization related cortical potential：**VRCP**）も，四肢の随意運動に対するMRCP記録に準じた手続きで行う[23]。

通常，手指などの屈曲に対するMRCP計測では50～70試行を解析対象とする。一方で，発話では，MRCPに加えて運動開始直後に自分の声に対する聴覚誘発電位（主にMLRやSVR）が重畳する。したがって，発話時の声反応も解析対象とする場合には，聴覚誘発電位の手続きにも準じて100試行以上行うことを推奨する。

頭皮上からの導出方法としては，耳朶に基準電極を，任意の頭部に接地電極を付ける。探査電極の導出部位に規則はないが，発声器官のMRCPとSVRを検出するために国際10-20法に基づくFz，Cz，C3，C4を中心に頭皮上の広い範囲から導出するとよい。計測データはバンドパスフィルタ（例えば，0.01～50/60 Hz）を用いて解析対象とする周波数帯域のデータに絞った上で，条件ごとに解析する。

被験者には，研究の目的に応じて単音節や単語などを指定し，顎を含めて身体を動かさずにおよそ5秒間隔で自発的に発声するように教示する。このときに記録された脳波データについて，発声開始時点を基準に加算平均処理をして発声に関連する成分を抽出する。

なお，発声開始時点の考え方には複数ある。前述のように（3.1.3項〔2〕），まとまった発話の初めに生じる行動は呼吸コントロールであるが，その他の発声関連器官のうち構音に際してまず生じるのは，口周囲の筋活動といわれている。とりわけ口輪筋は自然発声において最初に生じる筋活動であるため[24),25]，これを開始時点として設定することがある。このとき，あらかじめ被験者には

cue（合図）に対してすみやかに発声する練習をしてもらうなど，発声運動ができるだけ同じ速度とタイミングで生じるように備えるとよい。一方で，口輪筋の活動は構音の種類によって強弱があり必ずしも明瞭に検出できるとはかぎらないため，さまざまな音節を含む発話について計測するときには，音声が生じた時点を開始時点と設定することが多い。なお，声を検出するためのマイクは集音式のタイプを用意するなどして，発話以外の呼気が入らないように位置や角度に留意して設置する。

3.3 データ解析

3.3.1 加算平均

3.2 節に挙げた実験デザインでは，従来，得られた脳波データを加算平均処理することにより，特徴的な成分を抽出してきた。刺激に関連して誘発されるとはいえ脳電位は非常に微弱なものであり，1 試行のデータにおいて背景脳波から誘発電位を分離するのは容易ではない。そこで，各導出部位において，刺激提示時点などを基準として各試行の脳電位をサンプリングごとにそろえて**加算平均**し，SN 比を高くすると，背景脳波をできるだけ相殺して刺激に同期した脳波を検出できるようになる。一方で，刺激に関連する脳波であっても，刺激に同期しにくいものは相殺されるため，加算平均では抽出することができない。したがって，誘発電位にジッタが多分に生じると，加算平均によって抽出される成分の頂点振幅は低く，波形は鈍くなる。このような現象は主に ERP の後期成分（例えば，P300）にしばしば見られる。

なお通常，加算平均は，各刺激条件について導出部位ごとに施され，加算平均波形として描出する。その結果，抽出された成分の頂点潜時や振幅，波形，出現量などを条件間，部位間で比較する。また，被験者群の傾向を見るため，各被験者の加算平均波形について群内の平均を算出することもある。これを総加算平均波形（または，グランドアベレージ波形）という。

3.3.2 周 波 数 解 析

1929年，Hans Bergerがヒト頭皮上から初めて脳波を検出したが，その脳波の主な成分はアルファ波であった。以降，脳波を構成する神経細胞の電位変動周期は，臨床的意義に基づき大きく五つの帯域（デルタ波，シータ波，アルファ波，ベータ波，ガンマ波）に分けて考えられるようになった（**表3.1**）。

表3.1 脳 波 の 帯 域

脳　　波	帯　　域
デルタ（δ）波	0.5～ 4 Hz
シータ（θ）波	4 ～ 8 Hz
アルファ（α）波	8 ～13 Hz
ベータ（β）波	13 ～20 Hz
ガンマ（γ）波*	low–γ：20 Hz～，high–γ：60 Hz～

* ガンマ波の帯域は諸説あるため，本書ではおおまかな目安を示す。

とはいえ，その帯域の中でも年齢や事象によってピーク周波数は変化する。したがって，聴取や発話に伴う脳波の解析においても，脳波を構成する帯域やそのピーク周波数，時間帯，出現量などから総合的に事象に関連した現象を探求することになる。このとき，時間因子モデルとしてフーリエ変換がしばしば用いられているが，時間情報が消失する。したがって，周波数と時間の両方を評価したい場合には，解析の時間窓を移動させ，得られた周波数情報を時間軸に沿って順に再現するウェーブレット解析を用いるとよい。また，空間因子モデルとしては，主成分分析（principal component analysis：PCA）や独立成分分析（independent component analysis：ICA）などが用いられる。

とりわけ，発話は前述のように発声器官の運動に関連するため，運動に同期して**ミュー律動**（μ rhythm）が見られることがある。ミュー律動は，波形は主にアルファ波に類似するが，構成周波数を調べるとベータ波やガンマ波も多分に含まれる[26]。そして，アルファ波帯域もベータ波帯域も運動中は減衰し，運動終了とともに増強してからいずれ収束する様相を示す。このように事象に同期して減衰する脳活動をERD，一方で事象に関連して増大する脳活動をERSという（3.1.1項）。

ERDやERSの解析においてデルタ波やシータ波など比較的低い周波数を解析する場合，加算平均法を用いる場合に比べるとより長い刺激や発話の持続時間が求められる。したがって，刺激提示や発話を数秒以上行う時間帯と，その前後に安静状態として同じ時間窓を設けて交互に繰り返すブロックデザインを用いて，脳波を記録することもある[27]。このようなブロックデザインは，機能的磁気共鳴画像法（functional magnetic resonance imaging：fMRI）や機能的近赤外分光法（functional near–infrared spectroscopy：fNIRS）など，動態の時間解像度が比較的粗い脳機能計測法に利用されてきたが，低周波帯域の脳波計測を目的とした持続時間が長い刺激や課題に対する計測にも，しばしば用いられている。

3.3.3 電位分布図

探査電極ごとに得られた脳電位と時間情報について，2次元に描出したものが脳波である。一方で，同データは，時間を特定して各電極で得られた電位の空間情報を2次元に描出し，頭皮上の**電位分布図**（**トポグラフィ**）として検討することも可能である。具体的には，電極の位置関係を反映した頭皮上地図を作成し，そこに各電極で得られた電位に基づいて電極間で補間した値を描出する（**図3.6**）。このとき，実際には球状に近い頭皮構造を2次元に描出するため若干の歪（ひず）みが含まれることに留意しなくてはならない。したがって，最近では，MRI画像から3次元構成した頭皮上に描出する手法がとられることもある。また，高密度に電極を配置して計測された脳波のほうが補間による誤差が縮まることから，正確に描出するためにてんかんの発作焦点の描出には64部位以上，誘発電位の描出には129部位以上から導出することが望ましいと考えられている[29),30)]。

ところで，電位分布のピーク地点とは発生源の直上に相当するといえるだろうか。例えば，一次視覚野や下肢の一次運動野など大脳縦裂の内側面に発生源がある場合，大錐体細胞の並びが頭皮上へ垂直でないため，細胞の直上よりも周辺の電極のほうが大きく電位を検出できる。したがって，脳電位の頭皮上分布図は必ずしも発生源を推定するのに適しているとはいえない。しかし，成分

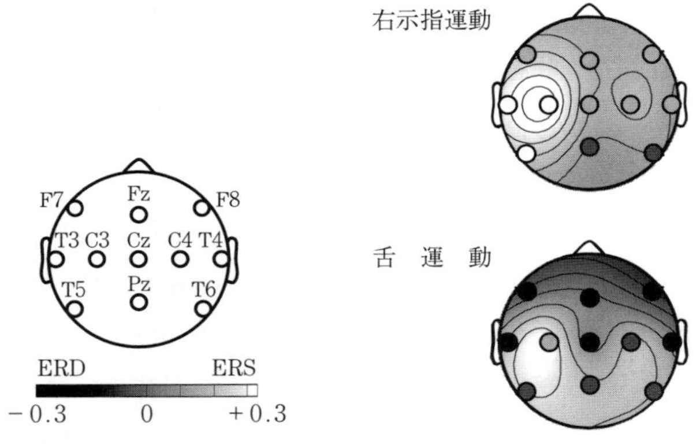

運動直後（ERS）の時間帯におけるアルファ帯域のパワー値を示す。右示指運動では左半球優位に局在するが，舌運動では両側性に局在する

図 3.6　頭皮上電位分布図の例[28)]

特有の頭皮上分布パタンを特定することによって，それらの時間的・空間的変化の比較やアーチファクトの識別をする点では，たいへん有用である。

なお，頭皮上電位分布図のうち，ピーク電位として描出される箇所をそれぞれ陽性極点（positive extreme），陰性極点（negative extreme）という。単一の発生源が考えられる場合には電流の両端の延長上に描出されるが，複数の発生源が生じている電位の場合その限りではない。一方で，全導出電極の平均電位を基準として脳波を算出するアベレージドリファレンスを用いた場合，頭皮上電位分布図のピーク電位は陽性と陰性の重心位置（centroid）として解釈する。さらに，全電極間の電位の標準偏差を信号雑音比（global field power：**GFP**）として算出すると，電位分布の勾配を定量化できる[31)]。

$$\mathrm{GFP} = \sqrt{\frac{\sum_{i=1}^{N} (u_i - \overline{u})^2}{N}} \tag{3.1}$$

ここでは，u_i を電極 i の電位，$\overline{u}$ を全電極の電位，N を電極数とする。すなわち，GFP が最大値を示す潜時では陰性・陽性の centroid は極端な勾配を示し，GFP が小さい潜時では平坦な勾配の電位分布図を示すことになり，成分の潜時検討の手掛かりとしてしばしば用いられる。

3.3.4 発生源推定

脳の神経細胞がつくり出す電場は，頭皮上に至るまでに髄膜や骨，皮膚，脂肪を通過するため歪（ひず）まされ，主に頭蓋骨の導電率の低さによって減弱する。さらに，それぞれの層の形状が部位によって異なるため，頭皮上から得られた脳波から脳内の複数の**発生源**（multiple dipoles）を正確に推定することは困難である。一方で，解剖学的根拠に基づき発生源を限局させるような刺激や課題を設定することによって，発生源の推定を十分に可能にするとも考えられている。前述のように（3.1.1 項），発生源を一つの電流ダイポールと想定すれば，頭皮上から得られた脳波からこれを推定するのは理論上，可能である。しかし，実際には多数の大錐体細胞が同期・非同期に賦活される状況で，このようなモデルによる複数発生源の推定は現実的ではない。ただし，てんかんの発作波など限局して大きく電位が変動する現象などは，ダイポールモデルによる発作焦点の推定も十分に可能と考えられている。

一方で，発生源が存在し得る空間すべて（例えば，大脳）を解空間とし，それを小分割したそれぞれの空間（voxel）に電流ダイポールを想定することにより，各探査電極の電位に寄与する各 voxel のダイポールモーメントを算出するトモグラフィック再構成法が注目されている。このような線形の逆問題の解法には，LORETA（low–resolution electromagnetic tomography）[32] や LAURA（local autoregressive average）[33]，MN（minimum norm）[34] などがある。さらに，voxel の活動量を統計的に標準化した手法として sLORETA がある[35]。いずれも，てんかんの発作焦点のみならず，複数の発生源が関与する事象関連電位にとっても，ダイポールモデルよりも適した発生源推定のアルゴリズムと考えられている。

3.4 研 究 事 例

構音に伴う困り感の客観的評価について，発声関連脳電位（VRCP）の解析からの研究事例を解説する。

〔1〕 **目　　　　的**

知的機能や適応行動の発達に明らかな遅れを示す知的障害は，構音の獲得にも遅れが見られる。定型発達児が遅くとも6〜7歳までにすべての構音を獲得するのに対して，知的障害児は12〜13歳までかかることもある。その要因の一つに喉頭や舌などの発声器官における運動調整の発達遅滞（ちたい）が挙げられている。このような獲得時期の遅れは，獲得後の構音においても依然として困難さを伴っている恐れがある。しかしながら，子どもの場合，活動の状態を適切に内省（ないせい）報告することが難しいことも多い。そこで，本研究では，構音獲得後の知的障害者における脳機能を解析し，構音にかかる運動調整の状態を客観的に把握することを目的とする。

〔2〕 **方　　　　法**

知的障害のある中学生・高校生6名（男性5名，女性1名，CA 15.3 ± 1.2歳，MA 6.8 ± 1.9歳）と定型発達を示す中学生・高校生8名（男性6名，女性2名，CA 15.9 ± 2.7歳）を対象とした。500〜4 000 Hzを対象とした4分法による純音聴力検査では，知的障害群で左耳が32.3 ± 1.7 dB，右耳が32.5 ± 15.9 dB，定型発達群で左耳が23.0 ± 7.2 dB，右耳が23.0 ± 7.0 dBであり，軽度難聴を疑われる者が知的障害各群に2名，定型発達群に1名含まれた。

被験者は，防音室の椅子にできるかぎりリラックスした状態で腰掛け，顔前5 cm以内に設置されたマイクに向かって短く発声するよう教示された。また，アーチファクトの混入を防ぐため，発声中は顔前の固視点を見つめ，舌を口の底においた状態で発声を行うよう教示された。

実験では，cueとして日本語単音節の「む」（/mu/）あるいは「く」（/ku/）の刺激音を8：2の割合で提示し，それを復唱しているときの脳波と呼吸，口輪筋の筋電図を記録した（NEURO SCAN社製）。脳波は，国際10-20電極配置法の16部位に加えて，ブローカ領野に相当するBL（T1，C3，F3，T3の中央），ウェルニッケ領野に相当するWL（T3，P3，C3，T5の中央），それらの対側に当たるBR，WRの計20部位から，両耳朶基準で導出した。サンプリング周波数は500 Hzとした。

単音節/mu/の発話の音声開始時点を基準に，開始前2 000 msから発声開始後600 msまでについて被験者ごとに50回加算平均処理を行い，被験者群内の総加算平均波形を求めた。

〔3〕 結果と解釈

定型発達群では，発話の音声開始前およそ200 ms前から徐々に立ち上がり，発声開始直後に最大振幅を示す陰性電位が認められた。この陰性成分の局在は潜時によって異なり，開始前およそ200 msから開始後およそ100 msまではCzで，それ以降の時間帯では両側のWL，WR付近で優位であった（**図3.7**，**図3.8**）。通常，上肢のMRCPは運動側と対側の一次運動野付近（例えば，右

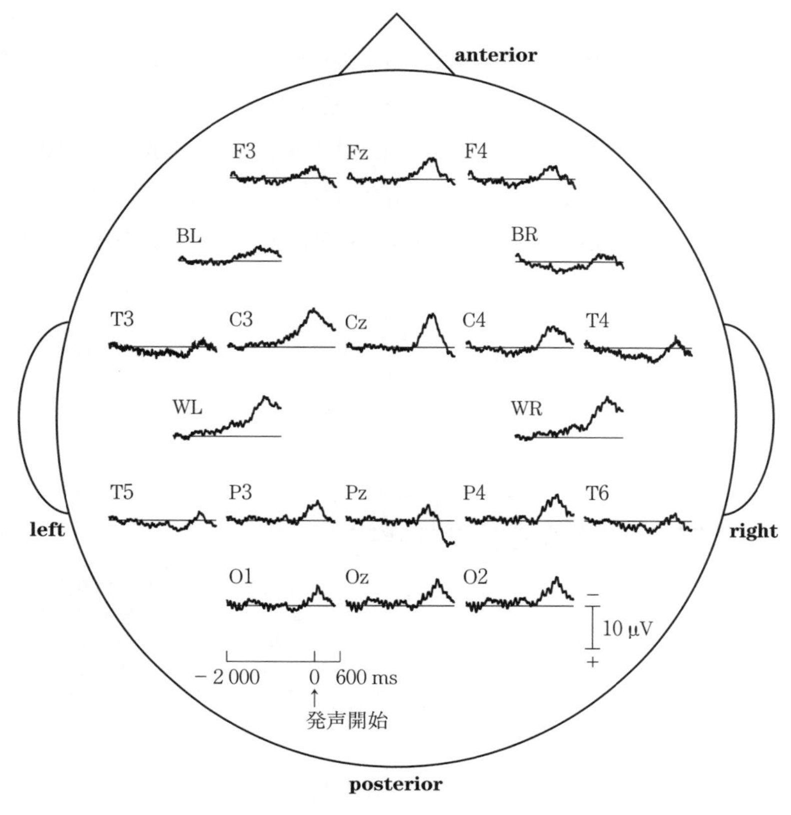

図3.7 定型発達群におけるVRCPのグランドアベレージ波形（$n = 8$）

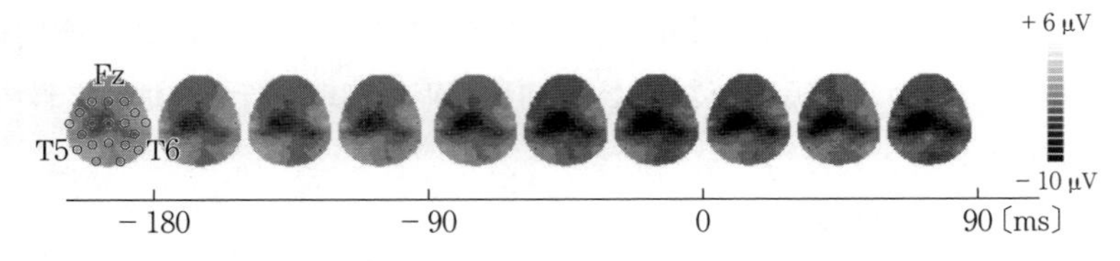

図3.8　定型発達群における VRCP の頭皮上電位図（$n=8$）

手の運動の場合は C3 付近）で最大振幅を示すが，発声器官の運動は，両側支配のため，左右半球の運動野の中心部付近で最大振幅を示す[36)~38)]。したがって，本研究で得られた陰性成分は，それぞれ発声に伴う MRCP と自分の声に対する聴覚反応（SVR を含む）が重畳したものと解釈できる。

一方で，知的障害群では，聴覚反応は認められたものの，MRCP の振幅は有意に減衰した（**図 3.9**）。したがって，構音獲得後であっても運動野の賦活が同期にしにくく，発話の運動調整のスキルが発達途上であることがうかがえた[39)]。また，SMA における損傷患者において MRCP が減衰することから[40)]，SMA の低賦活も一因と解釈できる。この場合，構音のみならず他の運動においても困難さを抱えている恐れがあり，今後は四肢の運動関連電位を含めた検討の必要性があると思われた。

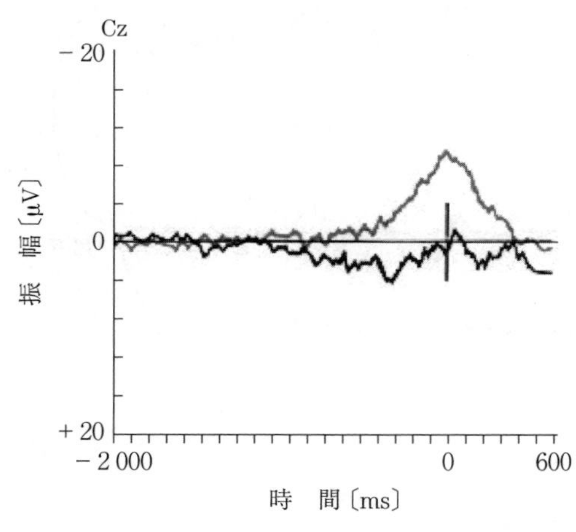

発声開始時点を 0 ms として加算平均した VRCP の総加算波形である。いずれの群も発声開始直後に振幅が最大となるが，定型発達群（灰色）に比べて知的障害群（黒色）では振幅が小さく成分の形成が不良である

図3.9　VRCP 波形の群間の比較（Cz）

引用・参考文献

1) Jürgens, U.：Neural pathways underlying vocal control, Neuroscience and Biobehavioral Reviews, **26**, pp.235–258（2002）
2) Houde, J.K. and Jordan, M.I.：Sensorimotor adaptation in speech production, Science, **279**, pp.1213–1216（1998）
3) Houde, J.K., Nagarajan, S.S., Sekihara, K. and Merzenich, M.：Modulation of auditory cortex during speech: an MEG study, Journal of Cognitive Neuroscience, **14**, pp.1125–1138（2002）
4) Heinks–Maldonado, T.H. and Houde, J.F.：Compensatory responses to brief perturbations of speech amplitude, Acoustics Research Letters Online, **6**, pp. 131–137（2005）
5) Heinks–Maldonado, T. H., Nagarajan, S. S. and Houde J.F.：Magnetoencephalographic evidence for a precise forward model in speech production, Neuroreport, **17**, pp.1375–1379（2006）
6) Guenther, F. H. and Ghosh, S. S. and Tourville, J. A.：Neural modeling and imaging of the cortical interactions underlying syllable production, Brain and Language, **96**, pp.280–301（2006）
7) Tourville, J.A. and Guenther, F.H.：The DIVA model: A neural theory of speech acquisition and production, Language and Cognitive Processes, **25**, pp.952–981（2011）
8) Guenther, F.H. and Vladusich, T.：A neural theory of speech acquisition and production, Journal of Neurolinguistics, **25**, pp.408–422（2012）
9) Crapse, T.B. and Sommer, M.A.：Corollary discharge across the animal kingdom, Nature Reviews Neuroscience, **9**, pp.587–600（2008）
10) Ho, A.K., Bradshaw, J. L., Iansek, R. and Alfredson, R.：Speech volume regulation in Parkinson's disease: effects of implicit cues and explicit instructions, Neuropsychologia, **37**, pp.1453–1460（1999）
11) Babiloni, C.：Human movement–related potentials vs. desynchronization of EEG alpha rhythm: a high–resolution EEG study, Neuroscience Letter, **239**, pp.65–68（1997）
12) Klem, G.H., Lüders, H.O., Jasper, H.H. and Elger, C.：The ten–twenty electrode system of the international federation, In Recommendations for the practice of clinical neurophysiology: Guidelines of the IFCN, Deuschl, G. and Eisen, A. Eds, Chap. 1.1, The International Federation of Clinical Neurophysiology (IFCN), Elsevier（1999）

13) Deecke, L., Engel, M., Lang, W. and Kornhuber, H.H.：Bereitschaftspotential preceding speech after holding breath, Experimental Brain Research, **65**, pp.219-223（1986）
14) Pratt, H., Aminoff, M., Nuwer, M.R. and Starr, A.：Short-latency auditory evoked potentials, In Recommendations for the Practice of Clinical Neurophysiology: Guidelines of the IFCN, Deuschl, G. and Eisen, A. Eds., pp.69-77, The International Federation of Clinical Neurophysiology (IFCN), Elsevier（1999）
15) 芳川　洋：聴覚誘発反応の聴覚学的応用（聴覚の臨床生理学）．臨床脳波，**43**(10), pp.617-624（2001）
16) Bishop, D.V., Hardiman, M.J. and Barry, J.G.：Lower-frequency event-related desynchronization: a signature of late mismatch responses to sounds, which is reduced or absent in children with specific language impairment, Journal of Neuroscience, **30**, pp.15578-15584（2010）
17) Näätänen, R., Lehtokoski, A., Lennes, M., Cheour, M., Huotilainen, M., Iivonen, A., Vainio, M., Alku, P., Ilmoniemi, R.J., Luuk, A., Allik, J., Sinkkonen, J. and Alho, K.：Language-specific phoneme representations revealed by electric and magnetic brain responses, Nature, **385**, pp.432-434（1997）
18) Koyama, S., Gunji, A., Yabe, H., Oiwa, S., Akahane-Yamada, R., Kakigi, R. and Näätänen, R.：Hemispheric lateralization in an analysis of speech sounds, Left hemisphere dominance replicated in Japanese subjects, Cognitive Brain Research, **10**, pp.119-124（2000）
19) Yabe, H., Tervaniemi, M., Reinikainen, K. and Näätänen, R.：Temporal window of integration revealed by MMN to sound omission, Neuroreport, **8**, pp.1971-1974（1997）
20) Yabe, H., Tervaniemi, M., Sinkkonen, J., Huotilainen, M., Ilmoniemi, R.J. and Näätänen, R.：Temporal window of integration of auditory information in the human brain, Psychophysiology, **35**, pp.615-619（1998）
21) Sutton, S., Braren, M., Zubin, J. and John, E.R.：Evoked potential correlates of stimulus uncertainty, Science, **150**, pp.1187-1188（1965）
22) Shibasaki, H. and Hallett, M.：What is the Bereitschaftspotential?, Clinical Neurophysiology, **117**, pp. 2341-2356（2006）
23) McAdam, D. W. and Whitaker, H. A.：Language production: electroencephalographic localization in the normal human brain, Science, **172**, pp.499-502（1971）
24) Szirtes, J. and Vaughan, H.G.：Characteristics of cranial and facial potentials associated with speech production, Electroencephalography and Clinical Neurophysiology, **43**, pp.386-396（1977）
25) Brooker, B.H. and Donald, M.W.：Contribution of the speech musculature to

apparent human EEG asymmetries prior to vocalization, Brain and Language, **9**, pp.226-245 (1980)

26) Salmelin, R. and Hari, R. : Spatiotemporal characteristics of sensorimotor neuromagnetic rhythms related to thumb movement, Neuroscience, **60**, pp. 537-550 (1994)

27) Tamura, T., Gunji, A., Takeichi, H., Shigemasu, H., Inagaki, M., Kaga, M. and Kitazaki, M. : Audio–vocal monitoring system revealed by mu–rhythm activity, Frontier in Psychology, **3**, e225 (2012)

28) Pivik, R.T., Broughton, R.J., Coppola, R., Davidson, R.J., Fox, N. and Nuwer, M.R. : Guidelines for the recording and quantitative analysis of electroencephalographic activity in research contexts, Psychophysiology, **30**, pp.547-558 (1993)

29) Srinivasan, R., Tucker, D.M. and Murias, M. : Estimating the spatial Nyquist of the human EEG, Behavior Research Methods, Instruments, and Computers, **30**, pp. 8-19 (1998)

30) Luu, P., Tucker, D.M., Englander, R., Lockfeld, A., Lutsep, H. and Oken, B. : Localizing acute stroke–related EEG changes: Assessing the effects of spatial undersampling, Journal of Clinical Neurophysiology, **18**, pp. 302-317 (2001)

31) Lehmann, D. and Skrandies, W. : Reference–free identification of components of checkerboard–evoked multichannel potential fields. Electroencephalography and Clinical Neurophysiology, **48**, pp.609-621 (1980)

32) Pascual-Marqui, R.D., Michel, C.M. and Lehmann, D. : Low resolution electromagnetic tomography: a new method for localizing electrical activity in the brain, International Journal of Psychophysiology, **18**, pp. 49-65 (1994)

33) Grave de Peralta Menendez, R., Murray, M.M., Michel, C.M., Martuzzi, R. and Gonzalez Andino, S.L. : Electrical neuroimaging based on biophysical constraints, Neuroimage, **21**, pp. 527-539 (2004)

34) Hämäläinen, M.S. and Ilmoniemi, R.J. : Interpreting magnetic fields of the brain: minimum norm estimates, Medical and Biological Engineering and Computing, **32**, pp.35-42 (1994)

35) Greenblatt, R.E., Ossadtchi, A., Pflieger, M.E. : Local linear estimators for the bioelectromagnetic inverse problem, IEEE Transactions on Signal Processing, **53**, pp.3403-3412 (2005)

36) Wohlert, A.B. : Event–Related Brain Potentials Preceding Speech and Nonspeech Oral Movements of Varying Complexity, Journal of Speech Language, and Hearing Research, **36**, pp.897-906 (1993)

37) Gunji, A., Kasumi, A., Shinoda, H. and, Ozaki, H. : Topography of ERPs preceding a vocalization of syllable or word, In Recent Advances in Human

Neurophysiology, Hashimoto, I. and Kakigi, R. Eds, pp.614-618, Elsevier（1998）
38) Gunji, A., Hoshiyama, M and Kakigi, R.：Identification of auditory evoked potentials of one's own voice, Clinical Neurophysiology, **111**, pp.214-219（2000）
39) 軍司敦子，勝二博亮，篠田晴男，尾崎久記：発声の準備過程に関する生理心理学的検討 —健常者と精神遅滞者の発声関連電位から—．第35回日本特殊教育学会抄録集，pp.118-119（1998）
40) Deecke, L., Lang, W., Heller, H.J., Hufnagl, M. and Kornhuber, H.H.：Bereitschaftspotential in patients with unilateral lesions of the supplementary motor area, Journal of Neurology, Neurosurgery, and Psychiatry, **50**, pp.1430-1434（1987）
41) 黒岩義之，園生雅弘 編：臨床誘発電位ハンドブック，中外医学社（1997）
42) 日本臨床神経生理学会認定委員会 編：モノグラフ臨床脳波を基礎から学ぶ人のために，臨床神経生理学会（2008）
43) Michel, C. M., Koenig, T., Brandeis, D., Gianotti, L.R.R., Wackermann, J.（尾崎久記・平田幸一・木下利彦 監訳）：脳電場ニューロイメージング，西村書店（2017）
44) 日本臨床神経生理学会 臨床脳波検査基準改定委員会：改訂臨床脳波検査基準2002，臨床神経生理学，**31**, pp.221-242（2003）

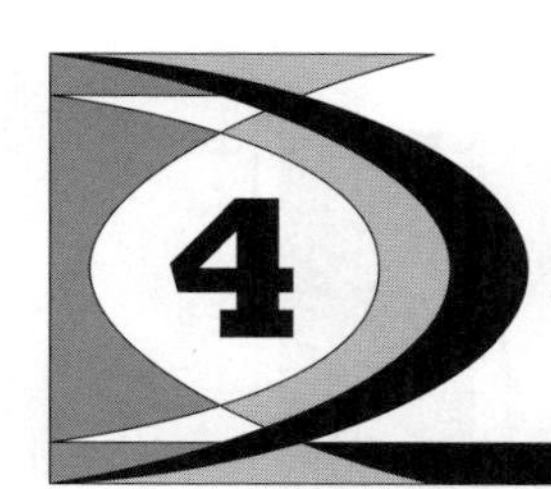

MEGによる脳活動観測

4.1　原理・装置

脳磁図（magnetoencephalography：**MEG**）は脳神経活動に伴って生じる電流によってつくられる磁界を，頭部表面を覆うように設置した超電導磁気センサを使って計測する方法である。課題設定などで脳波（EEG）と共通する面が多く，しばしば**M/EEG**（MEGとEEG）のように両方を合わせて表示される。EEGが計測する頭蓋上の電位分布は脳実質の電導特性に大きく影響されるのに対して，MEGではその影響が小さく，磁気の発生源をより高い精度で特定できるとされている。また，脳血流に起因する信号を計測するfMRIやfNIRSに比べて，M/EEGは脳神経の電気的活動を計測するので時間分解能が高い。そのため，高い時間分解能を必要とする聴覚など感覚皮質の活動や，認知，記憶，言語，音楽，注意などに関連する脳活動の計測・解析に活用されている[1)]。

4.1.1　計測システム

図4.1に典型的な**MEG計測システム**を示す。MEG計測装置は磁気シールド室に設置され，研究対象者は超電導磁気センサを内蔵したデュアー（MEGヘルメット）を頭部にかぶる形で座位や臥位（がい）で計測に臨む。データ解析時に頭の動きを補正できるように，頭部位置計測コイルを使用して継続的にデュアー内の頭の位置をモニタする。ナジオン（前頭鼻骨縫合部の最前点）やイニオン（頭蓋骨外表面の後頭隆起），左右の耳介前点など，あらかじめ決められた頭蓋

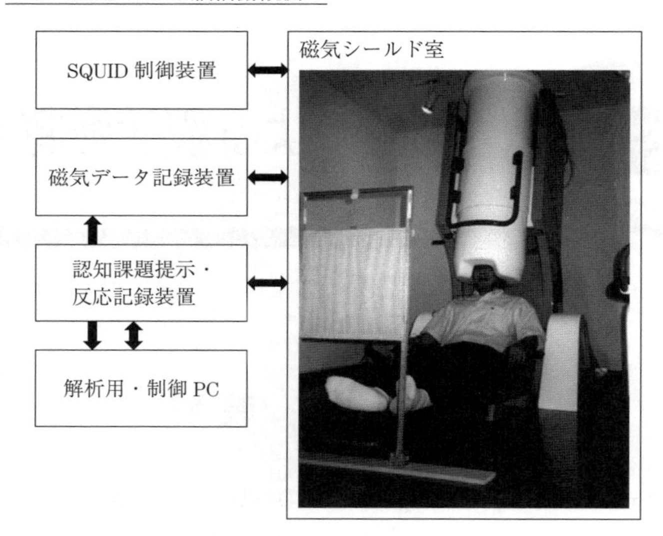

図 4.1　MEG 計測システム

形状を表す部位の位置データを活用することもある。また，眼球運動や心拍に同期したアーチィファクトをデータ解析時に除去するために，眼電図や心電図も計測する場合が多い。課題内容の指示や視覚刺激を表示するスクリーン，聴覚刺激を提示するチューブ型イヤホン，研究対象者の反応を計測する反応ボタンボックスなども必要に応じて活用される。これらの装置は，磁気を発生させないように設計されている必要がある。シールド室外には，刺激制御・反応計測用装置，MEG 信号を集積するデータ記録装置，MEG 解析用 PC などが設置される。

現在の最先端の全頭 MEG 計測システムは，約 300 個の **SQUID センサ**（超伝導量子干渉デバイス）をヘルメット型のデュワー（極低温貯蔵容器）内に配列し，使用している。デュワーは，絶対零度よりわずか 4℃高い約 −269℃の液体ヘリウムで満たされている。SQUID センサは，超伝導状態で動作し，フェムトテスラ（femtoTesla，fT）の非常に弱い磁場を測定できる。各 SQUID はピックアップコイルに結合され，このコイルを通る磁束を測定する。脳から記録される典型的な MEG 信号はたかだか 100 fT 程度で，MRI が出す磁場より約

14 桁，地球磁場よりも 7〜8 桁，心臓から発する磁場よりも約 3 桁小さい。周囲の電磁ノイズの混入も遮断するために，高性能の磁気シールド室が必要になる。装置そのものが高価な上，極低温を保つために液体ヘリウムを週に 1〜2 回補充する必要があり，保守費用もかかるのが欠点となる。

一方，EEG 電極のように研究対象者の頭部に装着して室温で計測できる新たな MEG（optically pumped magnetometers：**OPM**）が，研究開発されている[2),3)]。OPM が実用化されれば，研究対象者が，発話や運動など，より自然で自由に動ける状態で MEG 計測が可能になる，と期待される。

MEG によって脳神経活動のすべてが同等に計測できるわけではない。**図 4.2** に示すように，皮質表面に垂直な方向に並んでいる数万の錐体細胞が群をなして同期し，シナプス後電位を発したときに計測可能な MEG 磁界発生源となる。頭蓋表面と平行な脳回（例えば上側頭回など）より，頭蓋表面に垂直な脳溝（例えば側頭溝や上側頭溝など）からの信号のほうが計測しやすい。これは脳溝からの磁界が頭蓋表面から湧き出し吸い込まれる磁束を発生するのに対して，脳回からの磁束は頭蓋表面と平行になって頭蓋外に出て来にくいためである。また，磁界は距離の 2 乗に反比例して減衰するため，センサから遠い脳深部の活動は MEG 信号が小さくなり，加算平均回数を増すなどの工夫が必要となる。MEG が EEG や fMRI, fNIRS と併用される背景には，それぞれに利点・欠点が

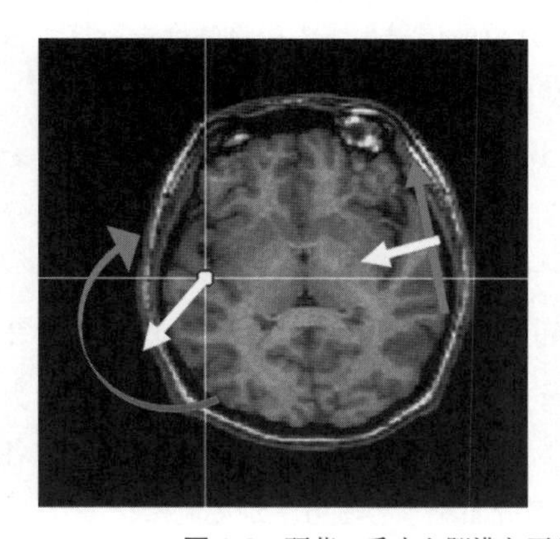

脳溝の等価電流双極子（左の白の矢印）は頭蓋外に磁束（左のグレーの矢印）を出すので測定しやすい。脳回（右の白の矢印）は磁束（右のグレーの矢印）が頭蓋外に出にくい

図 4.2　頭蓋に垂直な脳溝と平行な脳回からの MEG 信号

あり，補い合える面があるからである。

数万の錐体細胞が同期してシナプス後電位を発生すると，**等価電流双極子**（equivalent current dipole：**ECD**）で近似できる電流源となり，右ねじの法則に従った磁界を発生する。ECD の強度は電流の値と長さの積で表されるモーメントで，〔nA·m〕という単位で表現される。

4.1.2 電流源推定

純音刺激を提示したときの MEG 実測例を，**図 4.3** に示す。図 (a) は 122ch SQUID センサの出力波形で，小さくて見にくいものの，左右聴覚野近傍に聴覚反応が観測できる。図 (b) は図 (a) の実測データから右側頭葉に単一 ECD を推定した結果であり，図 (c) は研究対象者の MRI 画像上に推定された ECD を重畳した図で，聴覚野に推定されていることがわかる。

図 (b) または図 (c) の ECD から図 (a) に示す各センサの磁束計測値を計算するモデルを**順モデル**（forward model）と表現し，図 (a) から図 (b) および図 (c) を推定する方法，つまり測定した磁束分布から ECD 分布を推定するモデルを**逆モデル**（inverse model），逆モデルを求める方法を**逆問題**（inverse problem）と表現する。順モデルは，研究対象者個々人の MRI 解剖画像から灰白質，白質，頭蓋，頭皮などを分離同定して，灰白質内にある錐体細胞群に ECD があるとして，それが MEG センサ位置に発生する磁束強度を計算するモデルである。精巧な順モデルの作成が逆問題解法のカギになる。

逆問題は，注目する脳部位に 1 個だけ電流ダイポールがあると仮定し，その位置と強度（モーメント）を推定する単一ダイポール推定法と，連続的に分布する電流源推定法の二つに分けることができる。

単一ダイポール推定は，脳の 3 次元座標値と頭部表面に平行な平面上の 2 方向のモーメントを測定磁束データから推定する逆問題になり，MEG 開発当初から盛んに行われてきた。最近では，注目する脳部位を格子状に細分して各格子点に電流源があると仮定して，電流源分布を求める方法が主流になっている。

MEG の逆問題では，格子点の数に依存して未知数が 10^4 程度に増大する。

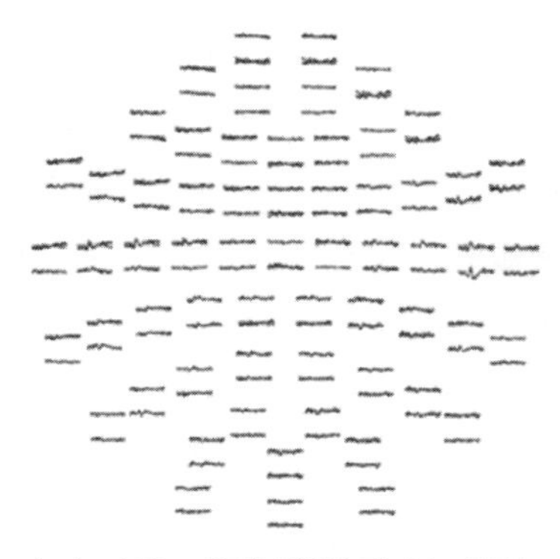

（a） 122ch 脳磁実測波形（上：前頭，下：後頭，右：右半球，左：左半球）

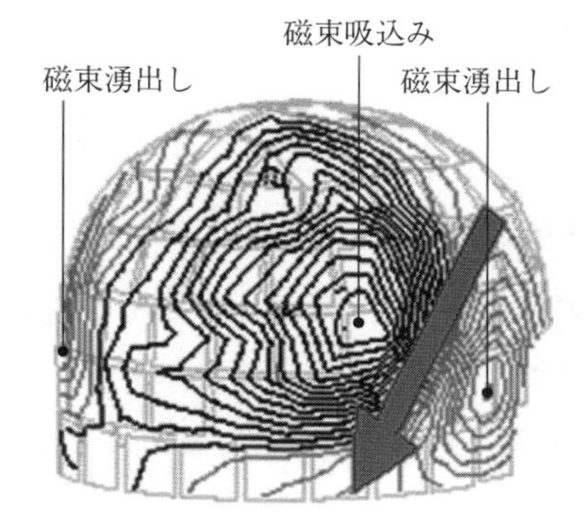

（b） 推定された電流双極子（右後頭，□：センサ位置）

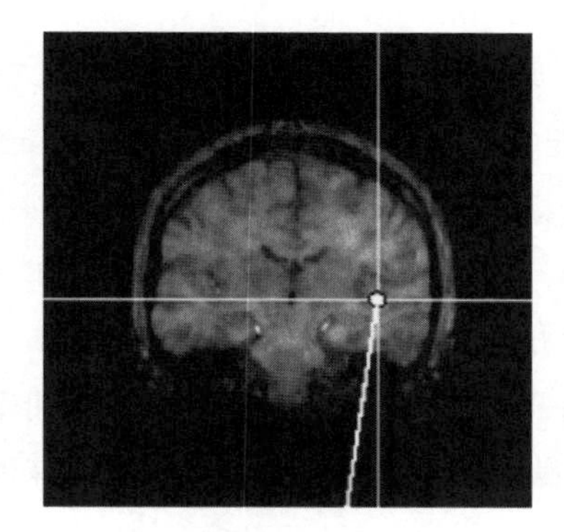

（c） MRI 解剖画像上，右聴覚野に推定された ECD

図 4.3 MRI の実測データと逆問題，順問題

MEG では高々 300 程度のセンサから実測値を得るので，逆問題は実測値より未知数が多く，解が一意には決まらない不良設定問題となる。そのため，さまざまな制約条件を課して現実的・合理的な解を導くことになる。

具体的な電流源推定法としては，電流源パワー（二乗ノルム）の総和が最小になる解を求める**最小ノルム推定法**（minimum norm estimation：**NNE**），空間分布の平滑さを最大にする解を求める **LORETA 法**，fMRI などによる解析結果を先験情報としてベイズ推定する方法などが提案されている。

次節で紹介する SPM12 では，上記の解法に加えて，ベイズ推定に基づく

MSP法（multiple sparse prior model）[4] がデフォルトとして装備されている。MSP法では，順モデルを使って実測値に対する適合度がより高くかつより簡素な（つまり電流源などを表すパラメータ数がより少ない）逆モデルを，**ベイズ推定法**で選択する。選択の基準として，**対数証拠**（log evidence）ないし**フリーエナジー**（free energy）が使用される[4]。対数証拠が最大になる逆モデルを最適解として選択する方法である。

MEGデータと脳活動・認知活動との関係解析は，MEG計測値に対しても推定された電流源に対しても行われる。前者を**センサレベル解析**，後者を**ソースレベル解析**として区別する。センサレベルでは，チャンネル間の相関関係から**機能的結合性**（functional connectivity）解析や，課題による反応の増減解析などが行われる。ソースレベルでは，課題遂行に関与する脳部位の同定や，同定された脳部位間の機能的結合性および**実効的結合性**（effective connectivity）の解析，課題や研究対象者群間の差異解析などが行われる。

機能的結合性解析は，センサレベルでもソースレベルでも可能である。特定の脳部位をあらかじめ指定し，その活動と相関関係がある脳部位を探索する場合と，有意な活動が確認された複数の脳部位間の相関関係ないし因果関係を，コヒーレンス関数や移動エントロピー，グレンジャー因果則（Granger causality）などを指標として解析する場合とがある。機能的結合性が高い脳部位間が実際（解剖学的）に結合しているとはかぎらないものの，例えば，研究対象者がなにもしていないときに活性化する**デフォルトモードネットワーク**（default mode network：**DMN**）をはじめ，言語や注意，社会的相互作用に関わる脳神経ネットワークなどの解析に活用されている。

脳部位間の実効的結合性を解析する方法として，**動的因果関係解析**（dynamic causal modeling：**DCM**）[5)～7)] が代表的である。DCMでは，有意な活動が同定された複数の脳部位に対して，部位内・部位間・左右半球間の神経結合をもつ複数の数理的神経回路モデルを作成し，実測データと比較して対数証拠を最大にするモデルを，ベイズ推定で選択する方法である。このDCMは，感覚関連野や運動関連野，高次連合野の間の結合性解析，ボトムアップ・トップダウン処理過程の解析などに活用されている。DCM については，4.4.3 項で具体例を挙げて考えることにする。

4.2 実験デザイン

本節では外部刺激に同期して観測される脳磁図，**事象関連磁界**（event-related field：**ERF**）測定の実験デザインを前半で説明し，後半に脳の自発的振動活動の解析や，連続刺激に対する**引き込み現象**（entrainment）の観測・解析手法を説明することにする。なお ERF は，視聴覚など感覚刺激によっても，あるいは指などの繰返し運動によっても観測できる。これに対して引き込み現象は，脳神経系の自発的な振動（周期的）活動が運動や外部刺激に同期し，振幅や位相が変化する現象を指している。本章では音声に焦点を絞って考える。

4.2.1 短潜時の事象関連磁界

事象関連磁界（ERF）は，脳波の事象関連電位（ERP）と共通する面が多い。ERP では，主要なピークの極性（P または N）と典型的ピーク潜時をつなげて P50，N100，P300，N400 などと表現するのに対して，ERF では，P50m，N100m，P300m，N400m のように最後に m を付けて表現する。脳磁図であることを示す頭文字 M と潜時を並べて，M50，M100 などと表現されることもある。ピーク潜時は典型値を示すもので，4.4.1 項で見るように，研究対象者の年齢や疾患などに応じて相当に変化する。潜時を明記するのはミスリーディングだとして主要な反応ピークを出現順（潜時の短い順）に P1，N1，P2，N2 と表現する方式を採用する立場もあり，この場合対応する ERF は P1m，N1m，P2m，N2m のように最後に m を付けて区別する。本節では引用文献に記載された書式をそのまま記載している。

短潜時事象関連磁界は，クリック音や純音，言語音などを繰り返し提示し，平均加算法で SN 比を上げて計測される。この磁界は外的刺激を受けて駆動される感覚信号処理に関わる脳神経活動で，高次連合野からのトップダウン的影響，つまり注意や予測などの認知活動の影響が比較的少ない，外因性が主体の現象と考えられている。

刺激後10 ms程度以内の潜時で観測される**聴性誘発反応**（auditory brainstem response：**ABRm**）は，蝸牛神経から内側膝状体に至る聴覚神経経路が発信源とされる。脳幹は頭表面から深い位置にあるので，MEGで観測するためには加算回数を増やす必要がある。

P50m（P1m）やN100m（N1m）は，成人の場合，聴覚刺激後約50 msおよび100 msに観測され，左右聴覚野にそれぞれ単一のECDがあると仮定しても十分な精度で近似でき，聴覚野が信号源とされている。トーンピップで誘発されるN100mのECD位置が対数周波数に応じて側頭平面聴覚野内で体系的に変化し，トノトピー構造を示すことが知られている。P50mやN100mは，聴覚経路および聴覚野の発達検査や障害検出に活用されてきた。4.4.1項では，発達的変化を研究した具体例を見ることにする。

4.2.2　オドボール課題とMMF

オドボール課題では，高頻度刺激（標準刺激）と低頻度刺激（比較刺激またはオドボール刺激）が使われる。例えば高頻度刺激を毎秒7〜10回繰り返し提示し，5〜10回に一度の頻度で低頻度刺激を提示する。高頻度刺激に対する低頻度刺激の物理的差異が検出されると，低頻度刺激提示後100〜200 msに**MMF**（mismatch magnetic field）という大きな磁界が観測される。脳波のミスマッチ負電位（MMN）に対応する磁界がMMFである。**表4.1**に示すように，純音など短音の周波数fや強度I，持続時間tの違い，言語音や楽音などのさまざまな音響特性の変化に対する聴覚野の検出反応に，あるいは脳内表現の研究に使

表4.1　MMFの計測対象例

	高頻度刺激	低頻度刺激
周波数・強度・時間の弁別	f, I, t	$f \pm \Delta f$, $I \pm \Delta I$, $t \pm \Delta t$
語音弁別	/right/	/light/
プロソディ弁別	雨/ame/	飴/ame/

われてきた。

MMN（MMF の脳波版）を最初に報告した Näätänen は，注意や予測に関係しない pre–attentive な聴覚反応という仮説を提示し，広い支持を受けてきた[8),9)]。一方，MMF は注意や訓練によって変化するという報告[7),10),11)]も少なくなく，その生成機構を巡る論争がつづいている。最近の MMF に対する DCM 解析により，聴覚野と上側頭回や頭頂葉，前頭葉など他の脳部位との動的相互作用過程が解析され，MMF の生成機構も明らかにされつつある[7)]。4.4.2 項と 4.4.3 項で具体例を考える。

4.2.3　長潜時の事象関連磁界

N100m や MMF は，刺激の物理的特性やその変化検出に関わる脳神経活動を強く反映していると考えられるのに対して，それよりも遅い反応である P300m や N400m，P600m などは，構文解析や意味解釈といった認知処理過程をより強く反映すると考えられている。

オドボール課題と類似する方法で観測される P300m は，研究対象者にとって認知的に意味のある新規刺激（低頻度刺激）に対する ERF として知られている。「ハンカチ，ネクタイ，ベルト，ズボン，帽子，…」といった刺激系列で，仮に研究対象者が犯人なら犯人しか知らない凶器（例えば「ベルト」）が提示されると P300m が誘発されるといった現象で，隠匿情報検査（通称，嘘発見機）やブレインマシンインタフェースなどに活用されている。

N400m や P600m は，意味的・文法的不整合を含む文や，構文解析のし直しを要する複雑なガーデンパス文などに対する ERF として知られている。言語機能の研究に活用されているものの，短潜時事象関連磁界と比較して MEG 研究は少なく，発生機序に関しても結論に達していない。4.4.4 項で MEG による N400m 研究の具体例を示す。

4.2.4　連続音声に対する MEG 計測

初期の MEG 研究は，短音刺激を多数回繰り返し提示し，加算平均して観測される事象関連磁界を対象とすることが多かった。日常的な音声コミュニケーションとはかなりかけ離れた実験条件だったともいえる。解析手法の進展に伴い，MEG 研究は現在，会話音声など連続音声を使ったより自然な条件下で行われるようになってきている[12),13)]。

典型的な例として，**音声・脳引き込み現象**（speech–to–brain entrainment），つまり脳神経系の自発的な振動的（周期的）活動が，音声など外部刺激の位相に同期する現象，の解析を取り上げる。

この考え方は，言語音声の階層的構造（音素，音節，形態素，文節，文）と，聴覚野およびその関連脳領野，運動関連野の律動的活動が密接に相関することの発見から始まった。つまり，1〜3 Hz のデルタ周波数帯域はイントネーションなどプロソディが構成するリズム，4〜8 Hz のシータ周波数帯域は音節列が構成するリズム，25〜35 Hz のガンマ周波数帯域は子音や母音の音素列が構成するリズムに位相同期して脳神経系が振動し，活動するという仮説である。

音素や音節レベルの振動的神経活動は絶え間なく入ってくる音声から語を特定していく神経活動に，語レベルの振動的神経活動は語を心的辞書から引き出す活動に，プロソディレベルの振動的神経活動は文節や句を同定し統合して文を構築し，意味理解を達成する活動に関与していると期待される。リアルタイムの文構築・理解には音素・音節・語のより正確な同定が必要となるし，構築途上の文はつぎに来る語を予測させ，語・音節・音素同定をより速く正確にする。つまりこれらは相互依存する過程なので，周波数帯域間の双方向的な動的因果関係解析の対象ともなっている。M/EEG はミリ秒レベルの時間分解能をもつので，この仮説の検証に適しているのである。

連続音声を使った研究は，数分程度以上の自然音声を提示して MEG を計測し，脳神経の振動的活動を周波数帯域ごとに分析し，対象脳部位間および周波数帯域間の動的相互関係などを解析する。そしてこの考え方は，音声刺激と脳活動間の伝達関数を同定する[12)]，前頭葉と側頭葉のトップダウン的・ボトムアップ的な動的相互作用を解析する[13)]，カクテルパーティ効果など選択的注意の脳神経機構を調べる[14)]，言語ネットワークの発達的変化を追跡する[15)] など，多彩な研究に発展している。これらについては，音声の研究に焦点を絞って具体的な研究成果を例示しながら，4.4 節で詳しく見ることにする。

4.3 データ解析

オープンソフトウエアとして最も広く活用されている SPM12 を念頭に置いて，MEG 計測・解析の概略を**図 4.4** に示す。SPM12 はマニュアルや解説論文，書籍も豊富なので初心者でも活用しやすい[16]。また，SPM12 で解析しやすい形式で M/EEG，f/MRI（MRI による脳構造データと fMRI による脳賦活データ）の大規模データベース[17]も公開されており，複数モダリティによる計測データを統合的に解析できる点でも優れている。

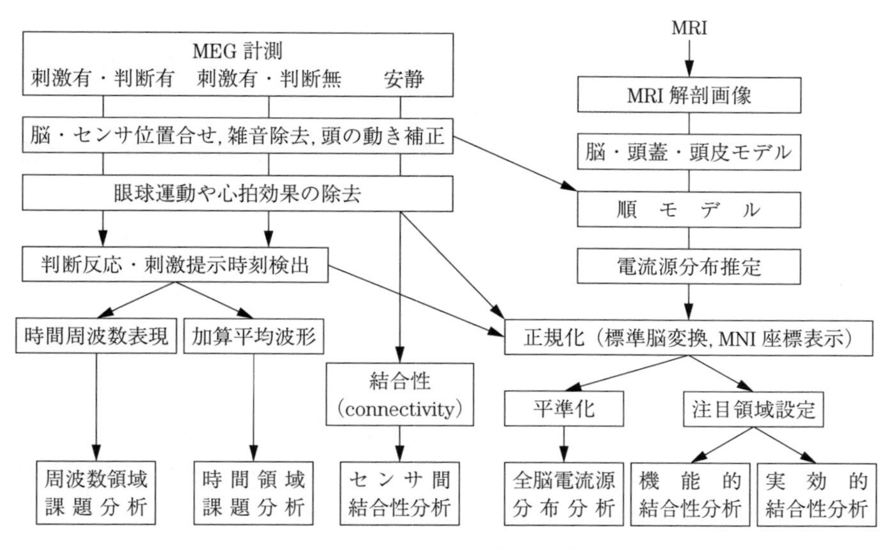

図 4.4　MEG 計測・解析の概略

図 4.4 の左側最上部に示す MEG 計測では，刺激（聴覚刺激や視覚刺激など）を提示して研究対象者の判断反応を記録する場合（刺激有・判断有）と判断を求めない場合（刺激有・判断無），また刺激なしで研究対象者が安静（なにもしていない）状態で計測する「安静」の場合，に大別して流れを示す。各条件

下で計測された MEG データは，頭とセンサの位置補正，脳神経活動に無関係な低周波雑音の除去，研究対象者の頭の動き補正を行った後，眼球運動や心拍に同期したアーティファクトの除去が独立成分分析などの手法で行われる。

「安静」は，研究対象者がなにもしていないときでも観測される自発的活動（デフォルトモードネットワークなど）の計測のために行われる。「刺激有・判断無」は，例えば独話や会話などの連続音声を提示して MEG を計測し，音声の音響学的・音声学的な変化に相関する脳神経反応を解析する研究など，「刺激有・判断有」は，刺激の種類と研究対象者の判断の両方をパラメータとして脳神経活動を解析する研究など，で用いられる。「刺激有・判断有」では，刺激提示時刻，判断反応時刻に応じて，刺激の違いと判断の違いに応じた脳活動の差異を解析する。

時間周波数表現では，脳神経活動の特徴を周波数帯域ごとに解析する方法が代表的である。また，MEG センサ間の相関関係を手掛かりに**センサ間結合性解析**（connectivity analysis）も行われる。

図 4.4 の右側には，MEG 計測結果と脳の解剖的構造との関係解析や，電流源推定の流れを示す。まず，研究対象者個々人の順モデルを作成する。そのために，まず MRI 解剖画像から灰白質，白質，頭蓋，頭皮などを分離同定して頭部モデルをつくる。頭部モデル上の灰白質内にある錐体細胞群に電流源があるとして，それが MEG センサ位置に発生する磁場を計算する順モデルを作成する。

さらに，研究対象者個々人の脳解剖構造を標準脳に変換して正規化することによって，共通の座標系（MNI 座標）で表現し，群間比較など，より高次の解析につなぐ。fMRI の解析でも使用される空間的平滑化を行った後に，全脳電流源推定を行う。その結果に対して，個人間あるいは群間（疾患群対健常群などの）比較などを，**一般化線形モデル**（generalized linear model：**GLM**）で行う。さらに左右聴覚野など注目部位を設定し，それらの領域内の局所的な電流源分布を推定したり，領域間の機能的・実効的な結合性解析を行ったりする。

SPM には，国際的協力によってさまざまな解析ツールや健常者・障害者のデータが蓄積されている。日本からも，Shigihara ら[18),19)]が開発した**図 4.5** に示す MEAW system が一般公開され，活用されている。従来は長時間の手作業に頼っていた作業が自動化され，対象者個々人の脳活動が健常範囲にあるかないかを，自動的に判定できるようになった。基礎研究にも臨床応用にも，重要な貢献が国際協力で行われている。

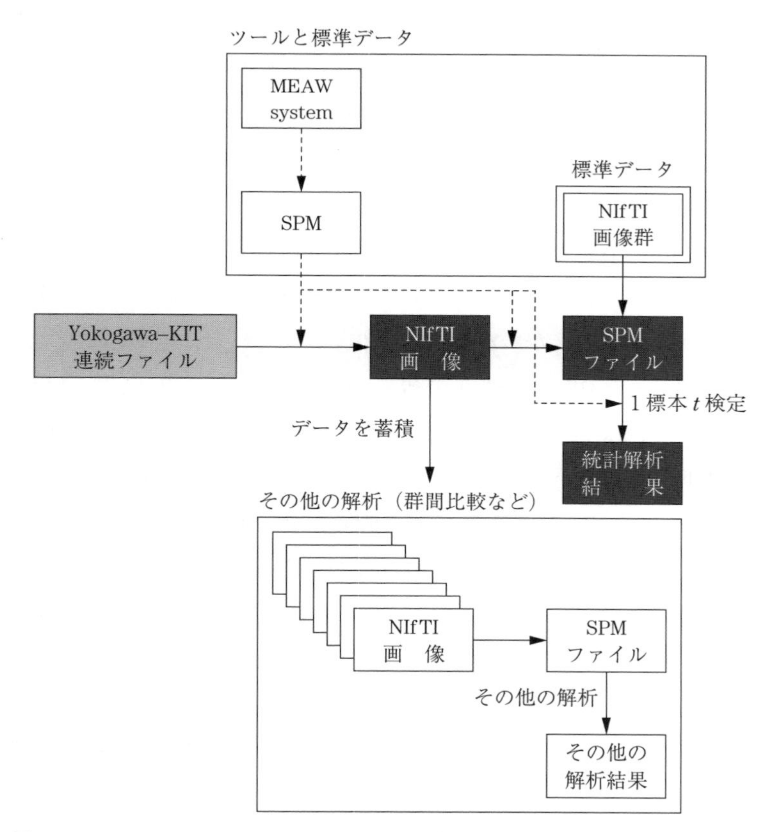

図 4.5 MEAW system による MEG データの自動解析の流れ（中央左網掛け枠：MEG 装置（施設によって異なる），中央右網掛け白ヌキ文字枠：健常群との有意差検定を自動で行う流れ，Yokogawa–KIT は機種依存型ファイル）[18),19),30),32)]

4.4 研 究 事 例

4.4.1 聴覚情報処理機構の発達

成人の場合，刺激提示後約 100 ms 後に観測される N100m は，聴覚野の神経細胞の同期的活動を反映しており，最大振幅を示すことが知られている。**図 4.6**(a)には，10〜20 歳代の研究対象者の言語音刺激によって誘発された左側頭部の MEG 波形を示す。図(c)には 10 歳代の研究対象者の，図(d)には 20 歳代の研究対象者の DCM 推定結果を示した。N100m に相当する後下方向きの電流双極子は，10 歳代の研究対象者では刺激後 $t = 235$ ms，20 歳代の研究対象者では $t = 100$ ms で観測されており，N100m の潜時が年齢に応じて異なることがわかる。図(b)に示した年代による N100m 潜時の変化から，10 歳代で有意に短縮していることがわかる。

図(b)の LDA，LDB は，聴覚情報処理に障害をもつ 16 歳児，17 歳児の N100m 潜時である。中枢性の聴覚情報処理障害には，聴覚野を含む聴覚神経系の情報処理速度の低下が関連している可能性を示唆する結果である。

Chen らは，M50（P50m）潜時の発達的変化を論じている[20]。M50（P50m）潜時は乳幼児期から 18 歳までに約 200 ms から約 50 ms まで短縮しており，18 歳以後の変化は小さくほぼ一定となっている。この M50（P50m）は，図 4.6 における 10 歳児の刺激提示後 123 ms，および成人の $t = 71$ ms に現れる上前方向きの電流双極子に対応すると思われる。M50（P50m）や M100（N100m）潜時は，ASD 児（自閉症スペクトル児）で定型発達児より有意に延長すると報告されている[21]。

これらの報告から，MEG が，聴覚野などの神経系の髄鞘（ずいしょう）形成など，脳神経系の発達過程や，その非定型性を調べる貴重な方法となっていることが，示唆される。

乳幼児期の脳神経系の定型的・非定型的発達を解析する手段として，MEG は重要な方法となってきている。発達的変化と音声情報処理機能との関連も解

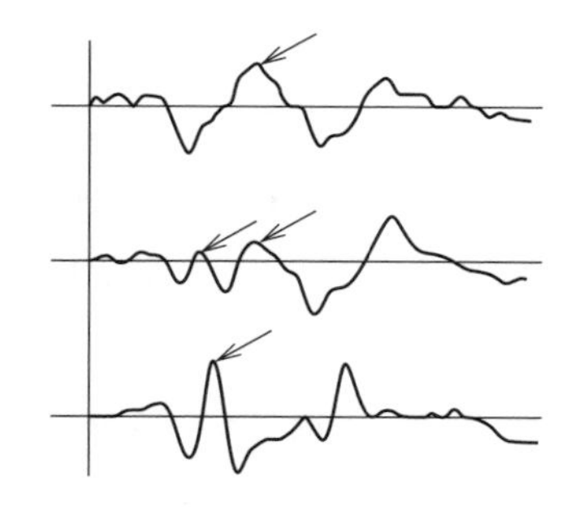

(a) /iQta/ 提示による左側頭部 MEG 波形（上から 10 歳，16 歳，22 歳の典型例）

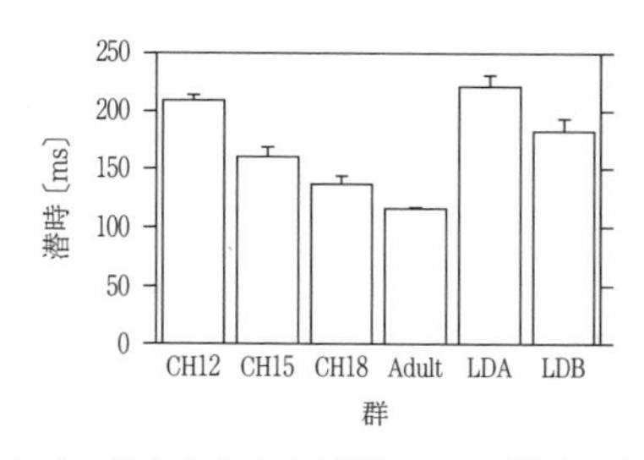

(b) 推定された左側頭 N100m 潜時の年齢による変化

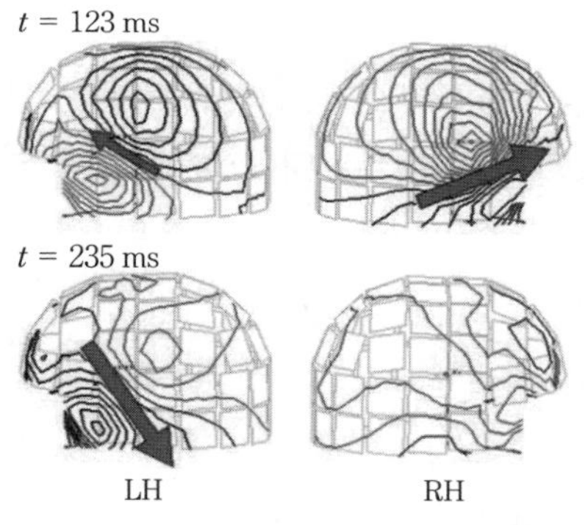

(c) 10 歳研究対象者の刺激後 123 ms および 235 ms の電流双極子推定結果（LH：左側頭，RH：右側頭）

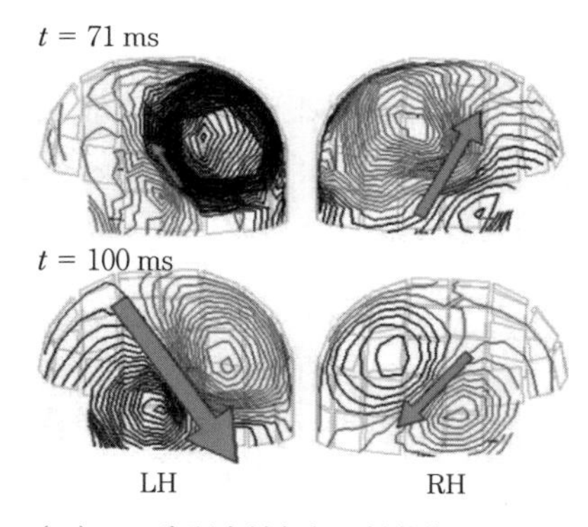

(d) 22 歳研究対象者の刺激後 71 ms および 100 ms の電流双極子推定結果（LH：左側頭，RH：右側頭）

図 4.6 10〜20 歳代研究対象者の言語音刺激による MEG（今泉・森らの未発表データ）

析されている。例えば，Ghinst ら（2019）が行った妨害雑音下での音声知覚機能を MEG で解析し，学童児と成人で比較した結果からも，学童期の音声情報処理に関わる聴覚機能は，発達途上にあることが示唆されている[22]。

4.4.2 音韻概念の学習

母語にはなく弁別が難しい言語音の獲得過程を，MEG で観測した研究で見てみよう。例えば，日本語母語話者に対する /right/ 対 /light/ や，ドイツ語母語話者に対する「暗に」/aNni/対「兄」/ani/などの弁別訓練をしたときに，聴覚野および聴覚性言語野に起こる変化をMEGで調べた研究である。同じ音を繰り返し聴覚提示すると，刺激提示後約100 msにN100mと表現される反応が観測される。この条件下で7～10回に1度程度の低頻度で別の音を提示した場合，この低頻度刺激と高頻度刺激の違いを聴覚が検出できるとき，MMF（mismatch negativity）と呼ばれる反応がN100mの後に出現する。高頻度刺激と低頻度刺激を提示してMMFを観測する方法は，前述のとおりオドボール課題と呼ばれる。/right/対/light/を高頻度および低頻度として組み合わせて提示し，MMFが観測できれば，/right/と/light/が異なると聴覚が捉えたことが示される。

図4.7に，日本語の「暗に」/aNni/と「兄」/ani/などドイツ語母語話者には弁別が難しい日本語音声を使って訓練した前後の，オドボール課題によるMEG反応の変化を示す。高頻度刺激として「兄」/ani/，低頻度刺激として

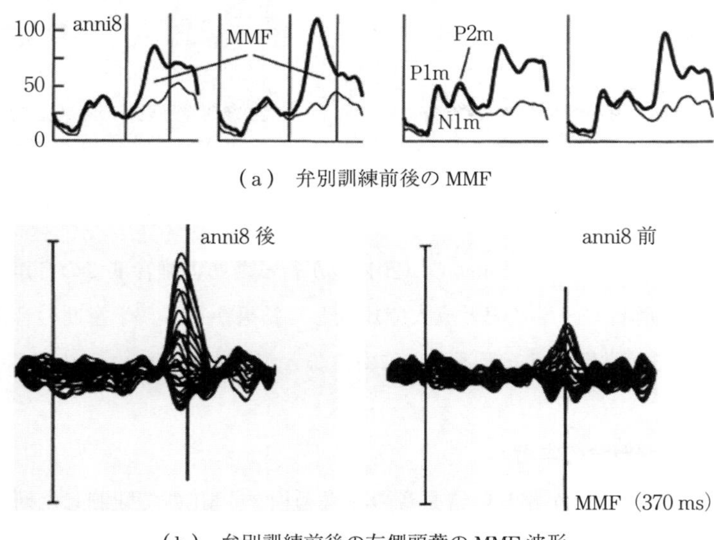

（a）弁別訓練前後のMMF

（b）弁別訓練前後の左側頭葉のMMF波形

図4.7　ドイツ語母語話者における/aNni/対/ani/の弁別訓練[11)]

「暗に」/aNni/を提示した場合，ミスマッチ磁界が出現すれば，その研究対象者は/ani/と/aNni/の違いを検出しているという証拠となり得る。訓練開始時に小さかったMMFが訓練後には大きくなっているのがわかる[11]。

/right/対/light/など/r/と/l/の弁別が困難な日本語母語話者を訓練し，識別率が50〜70%台から95%台まで上昇した場合のMMFの変化を，**図4.8**に示す[23]。図から明らかなように，識別ができない状態ではMMFは小さく，識別が可能になるとMMFは有意に増大していることがわかる。

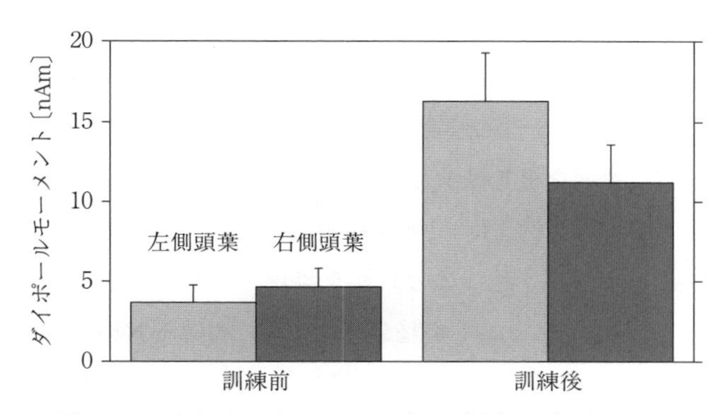

図4.8 日本語母語話者における/right/対/light/の弁別訓練前後のMMFダイポールモーメント[23]

4.4.3 MMF生成機構のDCM解析

Auksztulewiczら[7]は，純音刺激を使ったオドボール課題で注意と予測をコントロールしてMMFを計測し，ECD解析で有意な活動を示す脳部位として，左右聴覚野（A1），上側頭回（STG），右頭頂間溝（rIPS），右下前頭回（rIFG）を同定した。その上で，領野間の双方向の神経結線と領野内の興奮性・抑制性シナプス結合を差分方程式で表現し，実測データと最も合致する領域間の動的相互作用モデルをDCM解析で求めた。実測では，予測（expectation）に沿う刺激のMMFは減弱するのに対し，注意（attention）を向けた刺激のMMFは増大する。DCM解析の結果，予測と注意では領野間の動的相互作用に違いがあった。注意条件下では，右頭頂間溝（rIPS）と右下前頭回（rIFG）から左右上側頭回（STG）を介して聴覚野（A1）にトップダウン的結合と聴覚野内の抑制的結合をもつモデルが，最も妥当性が高かった。予測条件下では，双方向の結合が必要であった[7]。MEG解析がMMF生成機構の解明に寄与できることを示す結果である。

4.4.4 文統合過程の研究

文の最後の単語が意味的に逸脱している場合に，最後の単語刺激後400 ms付近に負のERPが出現することをKutasとHillyardが報告したのが，N400研究の始まりである[24]。それ以来，意味的，文法的統合過程の研究や臨床検査に活用されている。

文を構成する単語列を視覚提示して計測されることが多いものの，音声に対しても活用されている。例えば，Hayashi et al.[25]は，「信号の止まれは何色？」という質問文に「赤，垢，尼」のどれかを後続させて，整合文（赤），音韻不整合文（尼），ピッチアクセント不整合文（垢）におけるN400mを計測している。先行文から予測される語に一致する場合と一致しない場合の脳反応を調べた研究といえる。**図4.9**に示すように，単一ECDモデルにより解析結果，ECDが左右側頭葉や頭頂葉下部にまたがる範囲に分布しており，N100mやMMFなどより多くの脳部位の神経活動を反映している可能性が示唆された。N400mは意味的不整合ではなく辞書項目不整合を反映する活動だ，という見解もあり[26]，今後の詳細な解析が待たれる。

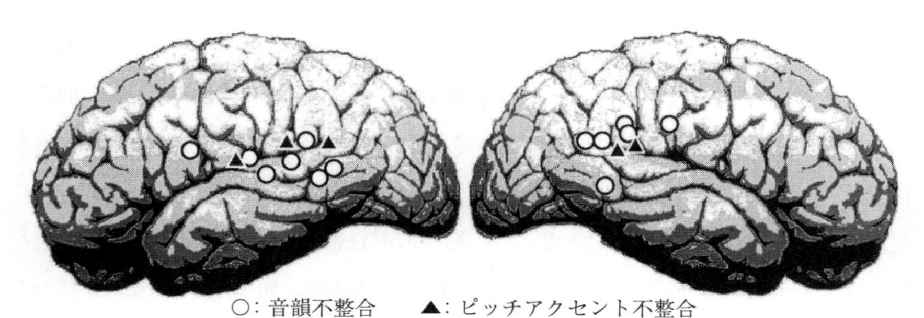

図4.9 単一ECDモデルによるN400mの解析結果[25]

4.4.5 周波数時間応答関数による MEG 解析

周波数時間応答関数（**STRF**）の導入などによって，より自然な条件で，連続音声やナラティブ音声を使った MEG 研究が行われるようになってきている。ここではまず，Ding and Simon[12] の研究を見てみよう。

左右耳に音声 $S_L(f, t)$，$S_R(f, t)$ を提示したときの MEG 反応波形を $r(t)$ とし，両者間の伝達関数を周波数時間応答関数 $STRF_L(f, t)$，$STRF_R(f, t)$ で表すと，これらの関係は

$$r(t) = \sum_f \sum_\tau STRF_L(f, \tau) S_L(f, t - \tau) + \sum_f \sum_\tau STRF_R(f, \tau) S_R(f, t - \tau) + \varepsilon(t) \tag{4.1}$$

と表現できる。f は周波数，t は時間，$e(t)$ は残差である。音声 $S_L(f, t)$，$S_R(f, t)$ は波形そのものではなく，いくつかに分割された対数周波数帯域内の包絡の時間変化パタンを表している。また，MEG も波形そのものではなく，対応する対数周波数帯域内の電流双極子モーメントの時間変化パタンである。リカーシブな方法で，式 (4.1) の予測と実測された MEG 波形との残差を最小にする $STRF_L(f, t)$，$STRF_R(f, t)$ を求めることによって，音声と MEG との入出力関係を推定できる[12]。Ding ら[12] の結果を見ると，単耳聴条件と両耳分離聴条件で注意を向けた耳に提示された音声，注意外の耳に提示された音声に対する STRF を解析したところ，STRF の最も顕著な特徴は，刺激後 100 ms に負の強いピーク（N100m と同じ極性）が出現し，その後に極性が反転した弱いピークがつづく関数になった。また両耳分離聴条件では，注意を向けた耳（音声）に対する STRF が注意外の耳（音声）より振幅が大きく潜時が短いこと，右半球の STRF が左半球より強いことが示された。

この研究のように音声に対する聴覚野の反応は右半球のほうが強いという報告が多い中で，言語の左半球有意仮説とこれらの報告がどのような関係にあるのか，強く興味を抱かせる結果である。

4.4.6 音声の階層構造に対応する神経系振動活動の MEG 解析

連続音声に対する MEG 解析の扉が開かれたことによって，言語音声の階層

的構造（音素，音節，形態素，文節，文）が聴覚野およびその関連脳領野でどのように解析されているのか，MEG によるその解析が急速に展開し始めた。Keitel らは，刺激として使用した連続音声のフレーズ，語，音節，音素の実際のリズムに合うように，分析周波数帯域を定めて MEG を解析し，かつ文中の単語検出正答率の高低と相関する活動を示す脳領域を，相互情報量（MI）を使って検討している[27]。

Keitel ら[27]の結果を見ると，フレーズ（0.6〜1.3 Hz）に対して，左中心溝を挟んだ領域，縁上回，ヘッシェル回が有意で，最大値は運動前野（BA6）に観測された。語（1.8〜3 Hz）に対して，左上，中，下側頭回，および縁上回，ヘッシェル回で，最大値は左中側頭回（BA21）に観測された。フレーズと語では一部重複した領野があって，そのピーク値は左ヘッシェル回（BA41）に観測された。重要な点は，その知覚的関連性を調べると，フレーズリズムに対して左運動前野（BA6），単語リズムに関して左中側頭回（BA21）の活動が有意だったことである。運動野では，フレーズ（0.6〜1.3 Hz）の振動の位相がそれとは帯域の異なるベータ周波数帯域（13〜30 Hz）と関連していた。この異なる周波数帯域間の結合は，進行中の音声知覚におけるトップダウン的な予測を反映していると考えられている。フレーズのリズムは構文解析が行われる単位にも関わっているし，左中側頭回とその周辺部位は語表象や心的辞書からの語検索に関連していると予測されている。

4.4.7　ボトムアップ処理とトップダウン処理に関する研究

Park ら[28]は，**移動エントロピー**（transfer entropy：**TE**）を使用し，前頭葉の音声生成に関与する脳部位の振動的活動の，左右聴覚野の振動的活動に対する因果関係を解析している。解析の結果，プロソディの概周期的リズムに対応するデルタ周波数帯域（1〜3 Hz）で左聴覚野にトップダウン的情報移動が有意だったのは，左前頭葉下部（BA44，BA45，BA47），左運動前野（BA6），右中下側頭回，左上頭頂葉，右中・下前頭回であった。音節の概周期的リズムに対応するシータ周波数帯域（4〜7 Hz）で左聴覚野にトップダウン的情報移動が有意だったのは，右中側頭回（BA37），左中心前回（BA4/6）などであった。これに対して，右聴覚野へのトップダウン的情報移動が有意だった脳部位は少なく，デルタ周波数帯域では右下前頭回と右下頭頂葉，シータ周波数帯域では右中前頭回と左下頭頂葉および左中側頭回であった。

デルタ周波数帯域でもシータ周波数帯域でも，左聴覚野に対するトップダウン的関与が右聴覚野に対する関与より有意に強かった。

音声知覚には両側聴覚野が関与することが，多くの研究で報告されている。右半球は長い時間窓を要する周波数特性の処理に，左半球は短い時間窓で速い変化の処理が必要な音韻情報処理に優位性を示す，という報告もなされてきた。左前頭葉の言語に関わる脳部位の活動は左半球有意と考えられており，それが左聴覚野にトップダウン的関与をするという Park ら[28]の結果は，音声言語認知における左半球優位性が，前頭葉から側頭葉へのトップダウン的関与の結果である可能性を示唆している。

4.4.8 MEG による音声研究の今後

MEG には研究対象者の運動に対する脆弱性があるため，発話に関する研究は少ないものの，発話準備に関与する脳部位などが研究されている。前頭・側頭・頭頂に分布する複数脳部位間の双方向神経結合や左右補足運動野の半球間結合が，重要な役割を果たすことなど，興味深い結果が報告されている[29]。

本章では音声・言語の知覚，認知過程に関する話題を中心に MEG の原理や測定方法，研究例を紹介した。ここで紹介しなかった音声研究はもちろん少なくない。MEG は，乳幼児期から成人期・高齢期までの認知機能の発達やその障害の研究，中枢性障害や神経発達障害などの臨床・診断に貢献する重要なデータを供給しつづけている。また，常温で計測できる新しい MEG センサの研究開発も進んでおり[2),3)]，実用化されれば脳機能研究のみならず，BMI（brain machine interface）などへの活用も拡大すると期待される。現在活用されている MEG 装置は，初期投資も維持管理にも経費が掛かるため，研究可能な大学や研究施設は多くない。数少ない貴重な MEG 研究拠点[30)〜33)]がさらに増加し，

MEG研究がより活発になることを期待したい。

引用・参考文献

1) Gross, J.：Magnetoencephalography in Cognitive Neuroscience: A Primer, Neuron, **104**, 2, pp.189-204 (2019)
2) Lembke, G., Erne, S.N., Nowak, N., Menhorn, B. and Pasquarelli, A.：Optical multichannel room temperature magnetic field imaging system for clinical application, Biomedical Optics Express, **5**(3), pp.876-881 (2014)
3) Boto, E., Holmes, N., Leggett, J., Roberts, G., Shah, V., Meyer, S.S., Munoz, L.D., Mullinger, K.J., Tierney, T.M., Bestmann, S., Barnes, G.R., Bowtell, R. and Brookes, M.J.：Moving magnetoencephalography towards real-world applications with a wearable system, Nature, **555**, 7698, pp.657-661 (2018)
4) Friston, K., Harrison, L.M., Daunizeau, J., Kiebel, S., Phillips, C., Trujillo-Barreto, N., Henson, R., Flandin, G. and Mattout, J.：Multiple sparse priors for the M/EEG inverse problem, Neuroimage, **39**, 3, pp.1104-1120 (2008)
5) Kiebel, S.J., Garrido, M.I., Moran, R., Chen, C.C. and Friston, K.J.：Dynamic causal modeling for EEG and MEG, Human Brain Mapping, **30**, 6, pp.1866-1876 (2009)
6) David, O., Kiebel, S.J., Harrison, L.M., Mattout, J., Kilner, J.M. and Friston, K.J.：Dynamic causal modeling of evoked responses in EEG and MEG, Neuroimage, **30**(4), pp.1255-1272 (2006)
7) Auksztulewicz, R. and Friston, K.J.：Attentional Enhancement of Auditory Mismatch Responses: a DCM/MEG Study, Cerebral Cortex, **25**, 11, pp.4273-4283 (2015)
8) Näätänen, R., Paavilainen, P., Tiitinen, H., Jiang, D. and Alho, K.：Attention and mismatch negativity, Psychophysiology, **30**, 5, pp. 436-450 (1993)
9) Näätänen, R., Tervaniemi, M., Sussman, E., Paavilainen, P. and Winkler, I.："Primitive intelligence" in the auditory cortex, Trends in Neuroscieuces, **24**, 5, pp.283-238 (2001)
10) Imaizumi, S., Mori, K., Kiritani, S., Hosoi, S. and Tonoike, M.：Task-dependent laterality for cue decoding during spoken language processing, NeuroReport, **9**, 5, pp.899-903 (1998)
11) Menning, H., Imaizumi, S., Zwitserlood, P. and Pantev, C.：Plasticity of the human auditory cortex induced by discrimination learning of non-native, mora-timed contrasts of the Japanese language, Learning & Memory, **9**, 5, pp.253-267

(2002)

12) Ding, N. and Simon, J.Z.：Neural coding of continuous speech in auditory cortex during monaural and dichotic listening, J. Neurophysiol., **107**, 1, pp.78–89 (2012)

13) Giraud, A.L. and Poeppel, D.：Cortical oscillations and speech processing: emerging computational principles and operations, Nat. Neurosci., **15**, 4, pp.511–517 (2012)

14) Ding, N. and Simon, J.Z.：Emergence of neural encoding of auditory objects while listening to competing speakers, Proc. Natl. Acad. Sci. USA, **109**, 29, pp.11854–11859 (2012)

15) Gaudet, I., Husser, A., Vannasing, P. and Gallagher, A.：Functional Brain Connectivity of Language Functions in Children Revealed by EEG and MEG: A Systematic Review, Front. Hum. Neurosci., **14**, pp.62 (2020)

16) Henson, R.N., Abdulrahman, H., Flandin, G. and Litvak, V.：Multimodal Integration of M/EEG and f/MRI Data in SPM12, Front. Neurosci., **13**, pp.1–22 (2019)

17) Taylor, J.R., Williams, N., Cusack, R., Auer, T., Shafto, M.A., Dixon, M., Tyler, L.K., Can, C. and Henson, R.N.：The Cambridge Centre for Ageing and Neuroscience (Cam–CAN) data repository: Structural and functional MRI, MEG, and cognitive data from a cross–sectional adult lifespan sample, Neuroimage, **144**(Pt B), pp.262–269 (2017)

18) Shigihara, Y., Hoshi, H., Shinada, K., Okada, T., Kamada, H.：Non–pharmacological treatment changes brain activity in patients with dementia, Sci. Rep., **10**, 1, p.6744 (2020)

19) Shigihara, Y. and Hoshi, H.：MEEG Automated Workflow System: https://app.box.com/s/eyp4y1g88b4yfiulinwnwlz15hg6mlfp；Users guide: https://app.box.com/s/1qpfj221xle90q8n7k3gqrkwiwgkrfqm

20) Chen, Y.H., Saby, J., Kuschner, E., Gaetz, W., Edgar, J.C. and Roberts, T.B.L.：Magnetoencephalography and the infant brain, Neuroimage, **189**, pp.445–458 (2019)

21) Edgar, J.C., Fisk IV, C., Berman, J.I., Chudnovskaya, D., Liu, S., Pandey, J., Herrington, J.D., Port, R.G., Schultz, R.T. and Roberts T.P.L.：Auditory encoding abnormalities in children with autism spectrum disorder suggest delayed development of auditory cortex, Mol. Autism, **6**, p.69 (2015)

22) Ghinst, M.V., Bourguignon, M., Niesen, M., Wens, V., Hassid, S., Choufani, G., Jousmaki, V., Hari, R., Goldman, S. and Tiege, X.D.：Cortical Tracking of Speech–in–Noise Develops from Childhood to Adulthood, J. Neurosci., **39**, 15, pp.2938–2950 (2019)

23) Imaizumi, S., Tamekawa, Y., Itoh, H., Deguchi, T. and Mori, K.：Effects of L1 phonotactic constraints on L2 speech perception and production, The Journal of the Acoustical Society of America, **105**, 2, p.1094（1999）
24) Kutas, M. and Hillyard, S.A.：Brain potentials during reading reflect word expectancy and semantic association, Nature, **307**, 5947, pp.161-163（1984）
25) Hayashi, R., Imaizumi, S., Mori, K., Niimi, S., Ueno, S. and Kiritani, S.：Elicitation of N400m in sentence comprehension due to lexical prosody incongruity, NeuroReport, **12**(8), pp.1753-1756（2001）
26) Lau, E., Almeida, D., Hines, P.C. and Poeppel, D.：A lexical basis for N400 context effects: evidence from MEG, Brain and Language, **111**, 3, pp.161-172（2009）
27) Keitel, A., Gross, J. and Kayser, C.：Perceptually relevant speech tracking in auditory and motor cortex reflects distinct linguistic features, PLoS Biol., **16**, 3, p.e2004473（2018）
28) Park, H., Ince, R., Schyns, P.G., Thut, G. and Gross, J.：Frontal top-down signals increase coupling of auditory low–frequency oscillations to continuous speech in human listeners, Curr. Biol., **25**, 12, pp.1649-1653（2015）
29) Gehrig, J., Wibral, M., Arnold, C. and Kell, C.A.：Setting up the speech production network: how oscillations contribute to lateralized information routing, Front. Psychol., **3**, pp.169（2012）
30) 北斗病院精密医療センター：https://www.hokuto7.or.jp/hospital/center/c14/；https://www.hokuto7.or.jp/hospital/meaw/
31) 脳情報通信融合研究センター：https://cinet.jp/japanese/；https://cinet.jp/japanese/research/facilities.html
32) 金沢工業大学先端電子技術応用研究所樋口菊池研究室：http://www2.kanazawa-it.ac.jp/higuael/profile.html
33) 熊谷総合病院総合健診センター：https://www.kumasou.or.jp/pet/brainfanctionLp.php

近赤外分光法による脳活動計測

5.1 原理・装置

5.1.1 近赤外分光法（NIRS）とは

近赤外分光法（near–infrared spectroscopy：**NIRS**）は，認知神経科学研究および脳機能イメージング研究で使用される脳活動計測装置の中では，今世紀になって発展を遂げた比較的新しい装置である。NIRSは，近年，知覚や認知などの脳機能を測定する装置という意味合いからも，**機能的近赤外分光法**（functional near–infrared spectroscopy：**fNIRS**）とも呼ばれている。

fNIRSは，fMRIのようなスキャナノイズや磁性体の制約もなく，計測対象者の動きには比較的強いため（ただ後述するようにある種の制約はある），聴覚や発話の研究者にとっては利点が多い。他の計測装置に比べて安価であることも魅力の一つである。計測センサにクリームやジェルを付ける必要もなく，自然な環境下での計測が可能なため，乳幼児，高齢者や障害者などにも計測がしやすい，というのも利点である。実際これらの利点を生かし，筆者自身も，乳幼児や神経発達症（発達障害）児の脳機能計測にfNIRSを用いてきた。一方で，fNIRSにはさまざまな制約があるのも事実である。fNIRSのアクセスのしやすさもあってか，さまざまな学会においてfNIRSを用いた研究報告を多く目にするが，残念ながらfNIRS特有の制約を無視した使用例がいくつか散見されるし，また国際誌に掲載された論文でさえ誤った解析方法を使用した例が見られる。本章は，そのような過ちを犯さず，fNIRSを用いた聴覚・発話の脳機能研究を正しく行えるようなガイドとしたい。

fNIRS 研究は新しい領域だけに，実験手法や解析方法なども，ゴールドスタンダードが確立されているとはいいがたいところがある。fMRI 領域の解析方法の進展，さらには情報学領域での機械学習などを含むデータ処理手法の進展とともに，この fNIRS の解析方法にもさまざまな新しい手法が開発され，変化が目まぐるしい。さらに厄介なことに，正しい測定基準や解析の基準が研究者によって異なり，学会内でも未（いま）だ意見が分かれる場合がある。そのような背景ではあるが，本章は，極力緩すぎず，厳しすぎずの現在一般的に用いられている手法にできるだけ絞って著すことを目指したい。筆者の経験上や研究領域上によるバイアスが含まれる可能性もあるが，最低限計測，解析において守るべき作法は示す。また解析についても，比較的一般的になったと思われる新しい手法を，紙幅の許すかぎりふれる。

5.1.2　NIRS の測定原理

脳活動の信号は，1 次信号である神経細胞発火による電気信号と，その発火の結果として起こるエネルギーや酸素の代謝活動，すなわち局所脳血流の増加という 2 次信号，3 次信号とも呼ばれる信号がある。fMRI や fNIRS は，後者の**神経血管カップリング**とも呼ばれる**血行動態反応**を捉える。具体的には神経細胞発火が起こると，使用された酸素を供給するために新しい血液が流入する。その結果，血液中の**酸素化ヘモグロビン（oxy–Hb）**が増加し，**脱酸素化ヘモグロビン（deoxy–Hb）**が灌流（かんりゅう）され，単位体積当りの deoxy–Hb 量はやや減少する（この反応は hemodynamic response function：HRF としてモデル化されている）。これら神経活動に伴う oxy–Hb，deoxy–Hb の変化量を捉えるのが fNIRS であり，磁性体である deoxy–Hb の変化量を捉えるのが fMRI である。

まず，測定原理の概略を述べる。ここでは，NIRS の信号からどのように oxy–Hb，deoxy–Hb を算出するのか，という基本的原理についてふれる前に，現在最も一般的に使用されている連続光（continuous wave：CW）照射を用いた **CW NIRS** の計測原理について，その概略を説明する。**図 5.1**(a) のように，

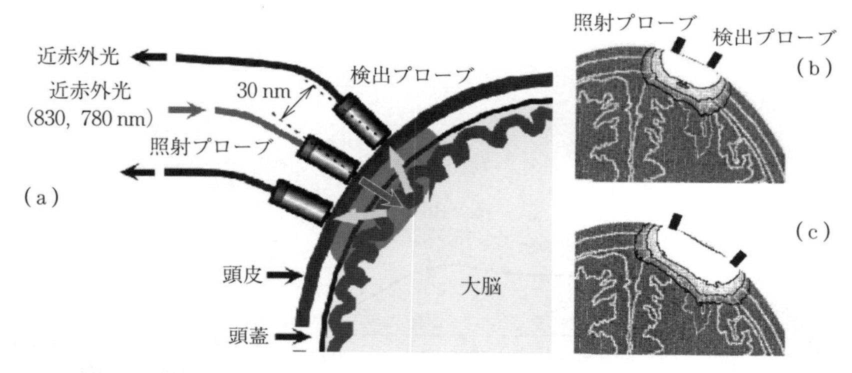

図 5.1　NIRS の概略図（照射プローブが近赤外光を照射し生体で散乱吸収された情報を検出プローブが捉える (a)，SD 間隔 20 mm (b) と 30 mm (c) の違いによる光伝搬の違い）[1)]

NIRS には近赤外光の**照射プローブ**と**検出プローブ**がある。これらのプローブは，例えば 30 mm ほどの間隔（source–detector の頭文字をとり SD 間隔とも呼ばれる）で配置される。近赤外光が照射されると，近赤外光は脳の中で散乱・吸収を繰り返し，検出プローブはそれら減衰した光量を測定する。上述したとおり，神経活動に伴い血液量が局所的に増加するが，血液量が多いと近赤外光はより多く吸収されるため，光の**減衰量**が多くなる。このような減衰量（照射量 − 検出量）に注目することで，脳の活動量を評価できる。NIRS は，これらの照射プローブ-検出プローブ間の血行動態を計測するため，これらプローブ間にチャンネルと呼ばれる計測ポイントがある。

近赤外光は，実際には照射プローブ-検出プローブ間でバナナ形状に伝搬し，図 5.1 (b), (c) はその箇所の血液変化を捉えている[1)]。光が届く深度は，SD 間隔が 30 mm の場合は 2.5〜3.0 mm 程度といわれており，大脳表層の血管からの情報を得ていることがわかる。一方で，血管は大脳ばかりでなく皮膚下にもあるため，皮膚血液情報も捉えることになる。ちなみに SD 間隔が長くなると，**図 5.2** のようにより深部まで光が伝搬するが，伝搬範囲が広がることもあり，検出される信号強度も弱く，目的とする脳機能に関連した信号変化が捉えにくくなる。現在，販売，使用されている CW NIRS 装置（**図 5.3** (a), (b)）の

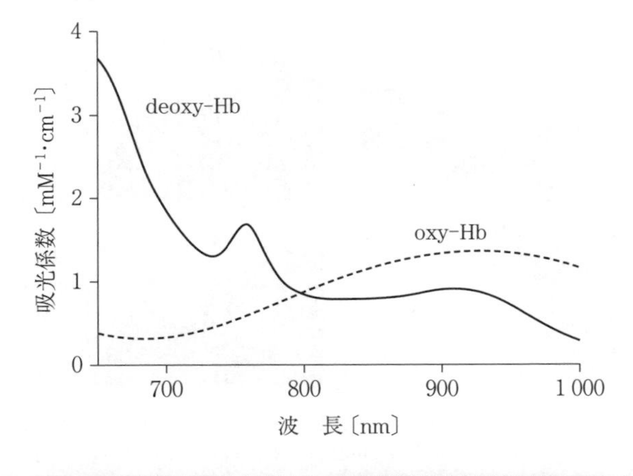

図 5.2　光の異なる波長による吸光係数

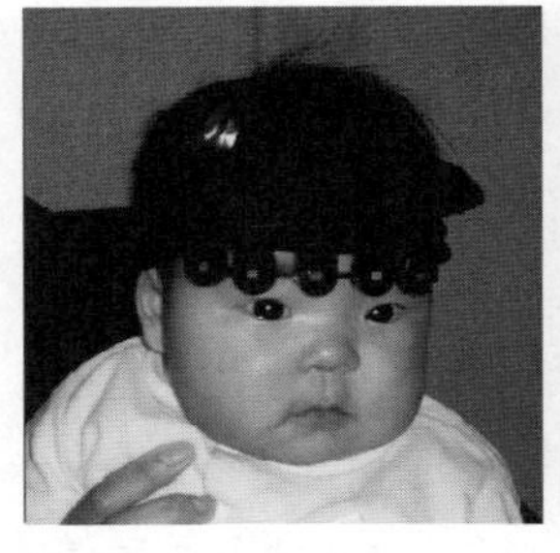

（a） CW NIRS の乳児用プローブパッドによる計測

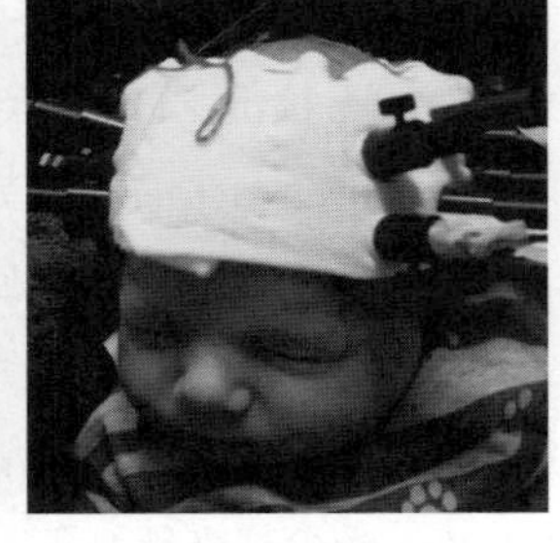

（b） CW NIRS の成人用プローブを小児に適用した例

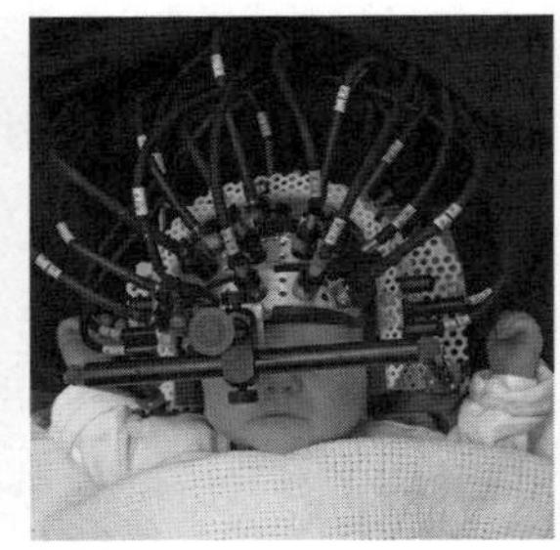

（c） 時間分解分光法の 3 次元計測（写真は UCL で開発されたシステムを新生児に適用した例）

図 5.3　小児の NIRS 計測

SD 間隔は，成人計測で 30 mm，乳児計測の場合には 20 mm あるいは 25 mm であり，これらはシミュレーションや実験などで適切とされる間隔である。

つぎに，oxy–Hb，deoxy–Hb の検出原理であるが，この原理は NIRS 装置の種類にかかわらず普遍的なものである。40 年ほど前，Jöbsis（1977）[2] により，2 種類の近赤外光を用いれば oxy–Hb，deoxy–Hb のヘモグロビン濃度が検出できることが報告された。図 5.2 は，近赤外光の波長による oxy–Hb，deoxy–Hb の吸光係数の変化を示す。ちょうど 800 nm 辺りの波長で oxy–Hb，deoxy–Hb の等吸収点（isobetic point）があり，二つの曲線が交差する。この等吸収点をまたぐ二つの波長の近赤外光を用いて光減衰量を測定し，式(5.1)に示す**修正 Beer–Lambert 則**を用いれば，oxy–Hb，deoxy–Hb の濃度変化を得ることができる。

$$A = \log_e \frac{I_0}{I} = \varepsilon \cdot c \cdot d \cdot B + G \tag{5.1}$$

ここで，A は光減衰量（測定された光強度）であり，I_0 と I はそれぞれ入射光量と透過光量，ε は図 5.2 で示した吸光係数（$\mu M^{-1} \cdot cm^{-1}$），c は求めたいヘモグロビン濃度，d は SD 距離，B は **DPF**（differential path length factor）と呼ばれる散乱による光の飛行距離の増加量を示す係数（d と B の積が光路長である），G は組織内光散乱のため検出器で受容しきれなかった光である。

現在最も一般的に使用される CW NIRS では，DPF を正確に求めることができない（後述する時間分解 NIRS など他のタイプでは求められるものもある）。しかし理論的な DPF の推定はできるため[3]，A の算出に推定値を使用する場合もあるし，最終的に得られるヘモグロビン濃度変化の単位を〔mM・mm〕などとして，光路長〔mm〕を最後に掛け合わせる場合もある。B に推定値を入れるにせよ G は不明のまま残る。しかし，ここで A の光減衰量をある時点からある時点までの値の差異，すなわち A の変化量（Δ）と捉えると，次式(5.2)のように G は相殺される。さらに吸光係数の異なる oxy–Hb, deoxy–Hb を別々に考慮すると，式(5.2)のように表される。

$$\Delta A = \{\Delta c[\text{oxy–Hb}] \cdot \varepsilon[\text{oxy–Hb}] + \Delta c[\text{deoxy–Hb}] \cdot \varepsilon[\text{deoxy–Hb}]\} \cdot d \cdot B \tag{5.2}$$

NIRS は前述したとおり波長の異なる 2 種類以上の光（例えば，波長が 780 nm と 830 nm の光）を使用し，それぞれについて光減衰量の変化量を計測するので，その値を代入すると，ε も d も既知であるので二つのヘモグロビン濃度変化 Δc[oxy–Hb] と Δc[deoxy–Hb] を求めるための二つの方程式ができることになる。この連立方程式を解けば，oxy–Hb と deoxy–Hb それぞれのヘモグロビン濃度変化が求められる。ただし，B は前述したとおり推定値を使用する場合とそうでない場合がある。

使用する波長は装置によって異なり，例えば短波長の光をより短くしたほうがより検出精度がよいという報告があることから[4)]，680 nm，830 nm を組み合わせた装置や三波長の光を使用した装置が開発されるなど，各社工夫を重ねている。ここで注意したいのは，同じ実験のデータセットとして異なる波長の装置を使用したデータを混合させないことである。実験の目的や解析方法によってはこのデータ混合が可能な場合もあるが，同じ脳活動信号であっても波長が異なれば基本的には得られる値が異なるので，この点は十分な注意が必要である。

このNIRSは，初期のころは，上述の原理を用いて一つか二つのチャンネルで計測を行っていたが，複数の照射プローブと検出プローブの配置を組み合わせた多チャンネルNIRSが開発された1990年以降には，fNIRS，すなわち脳機能測定装置として，認知神経科学領域など広い範囲で使用されるようになった[5)~7)]。

5.1.3 さまざまなNIRSシステム

前項では，連続光を照射するCW NIRSの計測方法を紹介しながら原理を説明した。このCWシステム以外にも，同様の原理を用いた何種類かの計測手法が提案されており，また多くは実用化されているのでその概略をここで紹介する。CW NIRSの欠点は，式(5.1), (5.2)の式の B の値，すなわちDPFあるいは光路長が正確に求められないことにあったが，この問題を解決するための手法として，**時間分解分光法**（time–resolved spectroscopy）[8)]，**空間分解分光法**（spatially–resolved spectroscopy）[9)]と**周波数分解分光法**[10)]（frequency–resolved spectroscopy，**変調法**ともいう）が考案されてきた。

時間分解分光法は，生体組織にピコ秒オーダーの短パルス光を照射し，その時間応答特性を，遅れて検出器に到着する拡散反射光の時間応答特性と比較することにより，生体の光路長分布を特定することができる。より具体的に説明すると，短パルス光を照射すると頭皮に近い浅い層を通過した光子（フォトン）は短時間で検出器に到達するが，深い層を通過した光子は遅れて到達し，これらの検出器で拾う時間応答特性の分布が光子の飛行時間分布を表すので，これにより照射した光の平均飛行時間が算出される。光速は既知であるので，結果的に飛行距離，つまり平均光路長を算出できることになる。詳細な説明は省くが，この時間分解分光法では，光の挙動を近似する光拡散理論に基づいた拡散方程式などを用いつつ，Hb 絶対量を算出することが可能である。光拡散理論にはさまざまな提案や解釈があるが，この時間分解分法の利点は，このHb 濃度を再現性高く算出できる点にある。一方でこの手法には，照射・検出する光子を高速で計測するハードウェアが比較的高価であることと，この光子計測に比較的時間を要すること，SN 比が悪く，その軽減のために比較的長い時間のデータが必要なこと，などの欠点がある。時間分解分光法の計測例を図 5.3 (c) に示すが，これは頭の小さい早産児の例であり，このような照射した光が反対側で十分検出できる場合には，脳活動の 3 次元トモグラフィー表示も可能となる。

周波数分解分光法は，周波数の強度変調された複数の光を照射し，検出器に到達する光の位相差を利用するが，位相は散乱係数の特性を反映するので，吸光係数を反映する光強度の測定とも併せて，光路長を推定することができる。この手法もさまざまではあるが，総じて SN 比は比較的良好であり，時間分解法で必要とされる高価なハードウェアも不要である。

この他に，fast NIRS あるいは event–related optical signal（EROS）と呼ばれるような計測法も提案されている[11]。この計測法は，脳神経活動の結果としてのヘモグロビン変化を捉えるのではなく，神経細胞の活動そのもの，具体的には，神経細胞の活動電位が脱分極する際の光散乱係数が変化する特性を利用した計測法である。この手法では，10〜100 ms の変化を捉えることができるが，脳表からの計測であるため侵襲的計測となり，ヒトへは容易に適用できない。

5.1.4 NIRS の 特 徴

〔1〕 時間分解能と空間分解能

NIRS の時間分解能は，5.3 節で述べる fast NIRS などのある種の計測手法では 10〜100 Hz ほどになるが，一般的に認知機能計測で使用される CW の NIRS では，5〜10 Hz（近年は 10〜100 Hz の装置も販売されるようになった）程度である。しかし，fNIRSが捉える神経活動に伴う血行動態反応は，1次信号である電位反応とは異なり，数秒遅れで得られる反応であることを考慮すると，実際的な時間分解能は0.3〜0.5 Hz程度であるといえる。EEGやMEGなどの神経活動の1次信号を数ミリ秒単位で計測する手法に比較し，血行動態反応をとるfNIRSやfMRIは，やはり時間分解能は悪い。しかし，fNIRSの計測装置上の時間分解能5〜10 Hzは，fMRIの0.3〜0.5 Hzの時間分解能よりもやや優れており，得られる時間系列の反応波形もよりスムーズであると同時に，機能的結合の解析のように時間系列変化が重要になる解析の場合には，より豊富なデータポイントを有するため，解析手法によってはより詳細で正確な結果を得られるともいえる。

fNIRSの空間分解能はプローブ配置に大きく依存するが，一般的なSD間隔が数センチである配置法の場合は，空間分解能は20〜30 mm程度である。照射，受光プローブの間にさらに照射プローブを配置すれば，理論的には空間分解能は上がる。このようにプローブを高密度に配置し，より空間分解能を上げる手法が**DOT**（diffuse optical tomography）を用いて開発されており，fMRI並みの視覚野反応を捉えたという報告もある[12)]。一方で，一般的なCW NIRSの30 mmのSD間隔の場合には，空間分解能は限られており，また計測点によってDPFは異なるため，これら複数個所の測定点のデータをすべて線形的に補間してトポグラフィー表示する手法が正しいのかどうか，という点は意見が分かれるところである。一般的な30 mmのSD間隔の場合には，実際の賦活領域よりも広がった活動画像が得られる傾向も報告されており[13)]，線形補間によるトポグラフィー表示は避けたほうが無難である。すなわち，計測チャンネル別に脳活動の振幅や統計量を表示するような手法が望まれる。

fNIRSの場合には，脳の深度という側面での空間分解能も別に考慮する必要がある。30 mmのSD間隔の場合には，一般に25〜30 mmの深度の脳部位を計測しているといわれている。SD間隔を長くするとより深い部分を計測することができるが，SN比が悪くなり，30 mmが成人計測では妥当とされている。深度の分解能はSD間隔ばかりでなく照射する光量や，照射する対象となる頭皮，頭蓋などの光学的特性，大脳白質の髄鞘化の程度にも依存する。したがって，乳幼児など脳の組織構成が成人とは異なる場合には，特別な考慮が必要である。例えば，乳幼児の頭皮，頭蓋は薄いのでより深くに近赤外光が届くということもあるし，光量も多ければよいというわけではない。3ヶ月齢乳児を対象として妥当なSD間隔，光量を検討した研究では，30 mm，40 mmよりも20 mmのSD間隔で0.6 mWの光量という組合せが，SN比がよいと報告されている[14]。いずれにせよ，この計測装置としての空間分解能も，その計測点からどのように脳部位を推定するかという手法が適切でない場合は，通常より空間分解能を落とすことになりかねない。プローブ装着位置が実験参加者によって一貫していない，あるいはプローブ装着に適当な頭表のランドマークを使用していないなどが，その例として挙げられる。この辺りの実験方法については，5.5節の実験デザインで詳述する。以上述べたとおり，fNIRSの空間分解能は，一般的にはEEGよりも優れている。一方で，その空間分解能はfMRIよりも劣っているが，下前頭回，縁上回など脳領域を特定するには十分である。

〔2〕 fNIRS の 利 点

本書の音声・音響学的研究という趣旨からも，第一に挙げられるfNIRSの利点は騒音が発生しないという点である。fMRIは，スキャンタイミングを工夫すればある程度の騒音ノイズは防げるが，基本的に雑音・騒音なしで随時，聴覚刺激呈示できるfNIRSは，聴覚実験に向いているといえる。第二の利点としては，このfNIRSが体動にある程度は強いということもあり，自然な環境での計測が可能であるという点が挙げられる。現在は無線のfNIRS装置も販売されており，プローブが頭部にしっかりと固定されているという条件は必須であるが，どのような実験環境・実社会での環境でも計測が可能である。この利点があるからこそ，小児あるいは高齢者，発達神経症のある，あるいは聴覚・視覚などに障害をもった実験対象者でも，比較的抵抗なく計測が可能になる。

この第一，第二の利点はEEGでも共通しているが，fNIRSには電磁波の影響を受けないという利点，さらにはセンサ装着にクリームやジェルが不要であるという利点があり，EEGよりも環境設定の拘束性が減るという点でやや優れているといえる。以上のような利点を生かし，聴覚関連では，例えば人工内耳の脳機能研究も行われている[15]。MRI のような高磁場環境に入れない人工内耳装着者の fNIRS 測定が可能となるし，人工内耳適応の比較的よい小児の計測も，簡便に行える。

三つめの利点も EEG とほぼ共通するが，比較的安価に購入できる装置であること，そしてベッドサイドなどでも容易に使用できる可搬性があることが挙げられる。fNIRS は，診断補助や脳反応のモニタリング装置として臨床の現場でも使用されるようになってきているのは，これらの利点によるところも大きい。

4 番目の利点は，fNIRS は oxy–Hb, deoxy–Hb の濃度変化を独立に計測できる点である。fMRI BOLD（blood oxygenation level dependent）は，deoxy–Hb が常磁性である特徴を利用し，血管内の磁気共鳴信号の変化（deoxy–Hb の変化）を脳活動の信号として捉えているので，fMRI 計測では oxy–Hb，deoxy–Hb の独立した計測は不可能である。両者を独立して計測できる fNIRS では，これらの特徴を生かし，神経活動に伴う血行動態変動の特徴も検討されている[16), 17]。

例えば 5.1.2 項の神経血管カップリングで述べたように，神経活動に伴い oxy–Hb 濃度の増加，そして deoxy–Hb 濃度のわずかな減少が見られるが，しかしその詳細な機序は不明な点も多い。例えば，理論的には oxy–Hb 濃度が増加する前には，神経活動による消費のため一時的に oxy–Hb の減少（deox–Hb の上昇）が見られるとされているが，fMRI BOLD では，実際にそのような信号が確認されることは少ない。また，fMRI を用いて小児の機能的神経活動を観察することはあまり多くは行われてこなかったが，fNIRS の機能的計測により，乳児の HRF の潜時が成人よりも遅いこと（**図 5.4**）[18]，これら神経活動に伴う oxy–Hb，deoxy–Hb 両濃度の位相が発達的にも異なってくること[19]，安静状態でもこれらの位相が異なってくることなどが近年示されてきている[20), 21]。これらの情報は，ヒト乳児の神経細胞での**髄鞘化**の未熟性や**シナプス**形成の発達などにも関連して見られる特徴とも考えられるので，fNIRS は，神経細胞やネットワークの発達という生理学的な面を検討するためにも有用な装置ということがいえる。

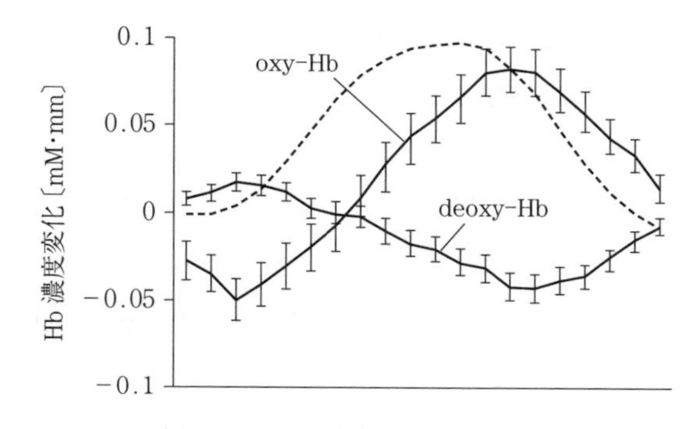

図 5.4 小児の fNIRS 計測による聴覚誘発反応（時系列変化（initial dip）とも呼ばれる oxy–Hb の減少が見られる一方で，そのピーク潜時は成人 HRF（破線）よりも遅い傾向が見られる）[18]

〔3〕 fNIRS の 欠 点

5.4.1 項とも重複するが，fNIRS の欠点はまず脳の深部を測定できない点にある。時間分解トモグラフィーなど深部計測が可能な手法もあるが，一般的な CW NIRS は 20〜30 mm ほどの深さしか計測しないため，脳の深い部位の計測ができない。したがって，記憶を司る海馬，感情処理に関わる扁桃帯，社会性にも関わる帯状回や紡錘状回など，認知機能計測に重要な脳表にない部位の情報が得られない。

また深刻な欠点としては，**皮膚血流**混入の問題がある。fNIRS が受ける光減衰量の信号は，脳内の組織ばかりでなく頭皮や頭蓋などの脳組織外の光学的特性にも影響を受けている。機能測定時に問題になりやすいのは頭皮下の血流（いわゆる皮膚血流）である。例えば，実験タスク遂行時の心拍や呼吸の変動，そして首の傾きなど姿勢の変更による血流変化などが，皮膚血流に影響を及ぼす[22]。この点を考慮した実験デザインや測定手法，解析手法なども提案されているので，新しく fNIRS 実験を立案する場合には，この皮膚血流の影響を十分考慮した実験デザインを考えることが望まれる。

この皮膚血流の影響の対策としては，(1) 皮膚血流情報を主として検出する SD 間隔が〜15 mm ほどのプローブを付加的に装着し，計測する，(2) 心拍，呼吸など自律神経系の指標を同時計測する，(3) 解析時に心拍由来と思われる信号をフィルタリングや ICA（independent component analysis）などの手法で除去する，(4) HRF 反応と皮膚血流反応では，oxy–Hb，deoxy–Hb の行動態が異なることを利用した血行動態モデルにより，皮膚血流由来の信号を除去する手法（脳機能信号抽出プログラム）を適用する[23]，などが挙げられる。ただし次節でも述べるとおり，実験デザインで工夫できる部分もあり，例えば実験タスクに特定の動きを伴うようなものがある場合には，ベースラインでも同じような動きを含むようにタスクを設定すれば，ある程度相殺できる。

この他，fNIRS 研究自体にまだ十分な歴史がないため，実験計測手法，解析手法などに標準がないことも，初心者にとっては欠点となるであろう。ただし，国内外の学会で標準を示すべく努力しており，例えば，光脳機能イメージング学会では独自のガイドラインを出しており[24]，また国際学会の fNIRS 学会でも，Neurophotonics 誌において，計測・実験計画・解析などのガイドラインとなる論文を出版している[25]。

5.2　実験デザイン

5.2.1　なんの機能を測るか：刺激，タスクの選定

fNIRS や fMRI を用いた脳機能実験では，視覚，聴覚，触覚といった知覚系から，記憶，学習，言語，意思決定などといったより高次な認知機能に至るまでを標的とする，幅広い実験が行われているが，そこで使用される実験タスクや実験刺激も，研究に応じた多種多様なものが用いられている。先行研究に当たれば定番のタスクや刺激がすでに確立されていることも多く，実験の目的が決まれば，脳機能計測時に行う実験タスクもだいたい自然に決まってくるであろう。本節では，本書の主旨である聴覚・発話に関する研究を中心として話を進めるが，例えば「外国語と母国語を聞いたときの脳内過程を明らかにする」といった実験の場合，それらの言語を聴取するタスクを単純に行うだけにとどまる話ではなく，実際には聞くについての脳機能のなにを明らかにするのかに応じて，また実験参加者の年齢，障害の有無などに応じて，タスクを工夫する必要が出てくる。

実験タスクや刺激をそもそも用いない実験もある。例えば MRI はタスクなし

に脳構造や神経線維を画像化するが，そのような構造情報でなく，脳の機能結合を計測する**安静状態の脳機能結合**（resting state connectivity：**RSC**）という手法がfMRIで多く用いられてきた。この手法はなんの認知活動も行っていない脳の状態でも，その際の脳部位結合などを解析すれば，個々の認知機能を反映する脳内ネットワークとして評価できるという手法である。例えば，統合失調症など疾患によってRSCが異なる，あるいは自閉症児のRSCの長距離の結合は定型発達児より少ない，多い，などの議論がなされている。fNIRSでもRSC計測を行うことができるので，例えばなにかの音声学習の訓練期間の前後などでRSCを比較すると，脳内の機能的構造の可塑的変化を捉えることができる。ただしfNIRSの場合には，fMRIのように全脳を撮る場合は多くはないし，深部は捉えられないので，限られた脳部位でのRSCになる。

より一般的なタスクを用いた実験の場合は，タスクは**受動タスク**（passive task），**能動タスク**（active task）と大きく二つに分けられる（**図5.5**）。受動タスクは，聴覚刺激や視覚刺激を受容するといった，参加者が受容するだけのタスクとなる。ただし音の提示順や構成に工夫をして，馴化（じゅんか）刺激として同じ音を十分受容し，異なる音を低頻度で提示することで変化検出に関わる**ミスマッチ反応**を得るような方法や，一見ランダムに思える音声に実際は規則があり，受動的に聴取するだけで自然に規則学習をするような方法も可能である。受動タスクの利点は，ほとんどの場合，実験参加者の年齢や能力を問わずに遂行可能であるという点である。特に乳幼児などには正確なタスク遂行を求めることは難しいので，多くの場合は受動タスクとなる。そしてfNIRSに特有なこととして，受動タスクの場合，動きがないため皮膚血流などの影響を及ぼしにく

タスクなし　……　安静状態の脳機能結合や血行動態計測，睡眠研究など
タスクあり　……　受動タスク
　　・聴覚刺激，視覚刺激など感覚刺激の受容など
　能動タスク
　　・刺激を受容し，ボタン押しなどで反応
　　・聴覚刺激，視覚刺激の合図で発話
　　・複数者間の対話タスク

図5.5　fNIRS計測における実験タスク

い，という利点もある。逆に受動タスクの欠点は，参加者が，実験者が意図したとおりに本当に十分な注意をもって刺激を受容しているかどうかが，不確実な点である。しばしば，タスクがない場合，その単調な実験の流れゆえに眠気を引き起こしがちになる。単調性を避けるため，音を呈示するような実験でも，無音で視覚刺激を別途呈示するような工夫をする場合もある。

一方，能動タスクについては，聴覚実験，発話実験それぞれにおいて，さまざまなバリエーションが考えられる。fMRI で用いられるようなタスクは，基本的にはいずれも適用可能であり，むしろ fNIRS の場合，さらにより多くのタイプのタスクが可能である。そのうち古典的なタスクでは，聴覚刺激呈示後に音韻を同定したり弁別したりするタスクや，音楽を聴取し，感じた感情や印象をカテゴリー別にボタン押しするタスク，などが挙げられる。臨床検査などでも用いられる語流暢性課題（word fluency task）は，定番のタスクの一つであるが，平仮名 1 文字が視覚や音声で提示され，その文字で始まる単語をできるだけ多く発話したり，あるいは記述したりする方法である。

これまでの多くの認知神経科学研究では，一人の参加者によるタスク実施を計測するという，一人称実験が行われてきた。自然な環境での実験が可能な fNIRS の場合には，個々の実験ばかりでなく，二者間，三者間が相互作用する実験も十分遂行可能であり，最近では，**二人称神経科学**（second person neuroscience）や**相互的神経科学**（interactive neuroscience）といった実験も盛んに行われるようになってきた（レビュー論文参照）[26]。なお，このように同時に 2 名以上で同時計測する手法は，**ハイパースキャンニング**（hyperscanning）と呼ばれている。この手法の例としては，例えば，3 名で誰がリーダーになるかを討論させ，3 名の脳活動を，討論が開始してからリーダーが決定するまで fNIRS 計測し，3 名の脳活動の関係を解析するようなハイパースキャンニング研究などがある[27]。複数脳の関係を明らかにすることは，聴覚・発話とも深く関係するコミュニケーションの脳内過程を明らかにすることにつながるため，今後ぜひ推奨したい手法である。ただし，この手法にも fNIRS 特有の問題が付随しており，その点十分な注意が必要である。この問題とは，5.5.7 項で述べるような発話運動アーチファクト関連で，その対策などについては詳しくは5.5.7項を参照されたい。以上タスクについて述べてきたが，タスクの選定と実験デザインはたがいに深く関係しているので，この実験タスクについては，実験デザインの項でも改めてふれる。

5.2.2　どこを測定するか：プローブの配置

実験の目的と5.5.1項で説明したような目的に沿ったタスクや刺激が決まれば，自然にどの脳部位（**図5.6**）を測定すればよいかが決まってくる。例えば，音声言語が聴覚刺激となるのであれば，**聴覚野**や**上側頭回**後部などを含むウェルニッケ野を計測することが多いが，さらにその実験目的が文法学習効果を見るとか，学習した語彙の想起を見るとかいった言語タスク絡みであれば，縁上回を含めたウェルニッケ野ばかりでなく，**下前頭回**の**ブローカ野**も含めた計測をする必要がある。聴覚刺激が音楽で，目的が感情喚起の脳活動を捉えるといった場合，fNIRSは扁桃帯などの深部計測ができないので，それら辺縁系とのつながりをもって感情制御を司る前頭前野を計測することになる。どの部位を計測するかについては，目的に大きく依存するので，やはりこれまでのfMRIを用いた先行研究を調べて明らかにすることが重要になる。もちろんfNIRSの先行研究も重要になるが，研究の歴史が長いfMRIのほうがより研究

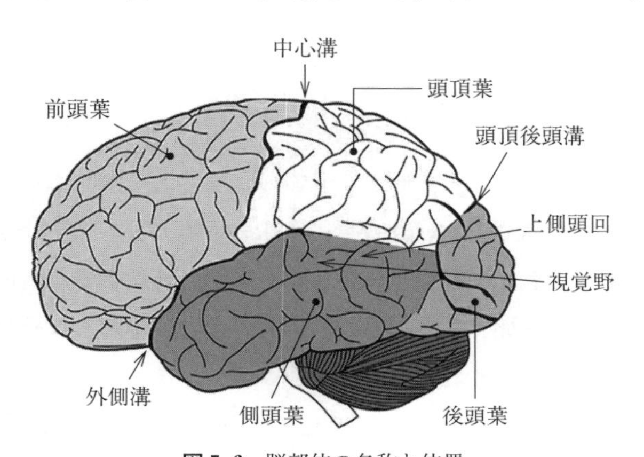

図5.6　脳部位の名称と位置

の種類，数ともに豊富である。EEG 研究も実験計画の参考とはなるが，空間分解能が悪いので，脳部位を決める際には fMRI のほうがより有用である。

計測部位のターゲットが決まれば，つぎにプローブ配置を決定する。プローブは，計測装置の機種によってその配置の柔軟性が異なる。例えば，**図 5.7**(a)に示すとおり，A 社の場合はプローブ位置が縦に 3 箇所，横に 5 箇所（3 × 5 合計 15 箇所）格子状に配置されたプローブパッドが何種類（例，3 × 3，3 × 11）かあり，そのプローブパッドを脳のどこに配置するかで計測部位が決まってくる。ただし，このパッドを自作することも可能である。一方で B 社のパッド(b)は比較的柔軟性が高く，プローブ列をパズルのように組み合わせることで，計測範囲や形状を変えることができる。計測位置を考える上でもう一点注意したいことは，頭蓋の厚さである。

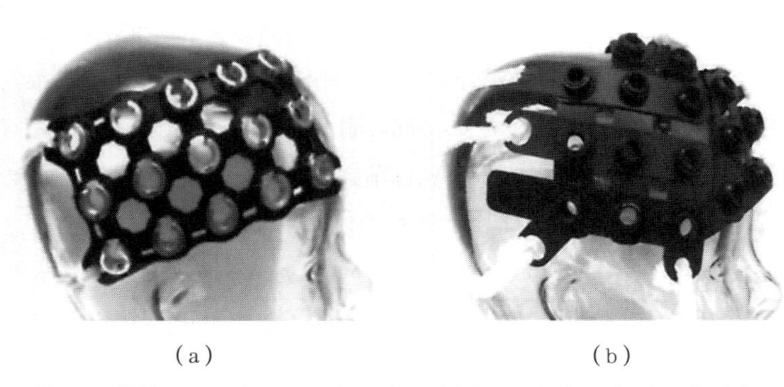

(a)　　(b)

図 5.7　機種によるプローブ配置の違い（出典：岡本雅子（酒谷　薫 監修，岡田英史・星　詳子・宮井一郎・渡辺英寿 編集）：NIRS ―基礎と臨床―，プローブ認定，pp.40–41（2021））

図 5.8 に示すのは頭皮から大脳皮質までの距離であるが，これを見ると頭頂や後頭部の一部は距離が長い，すなわち NIRS 信号が悪くなり計測しにくい。実際，経験的にもこれらの部位は測定しにくいが，高齢者では頭頂部位でも計測しやすいという話を聞くこともあり，頭蓋の厚さは年齢とも相関関係があるのかもしれない。新生児や乳児は頭蓋が薄いので，これらの部位でも問題なく測定できる。いずれにせよ，図 5.8 を見ると部位によって光路長が変わり，CH どうしのデータ比較が難しくなることはある程度予想できると思う。

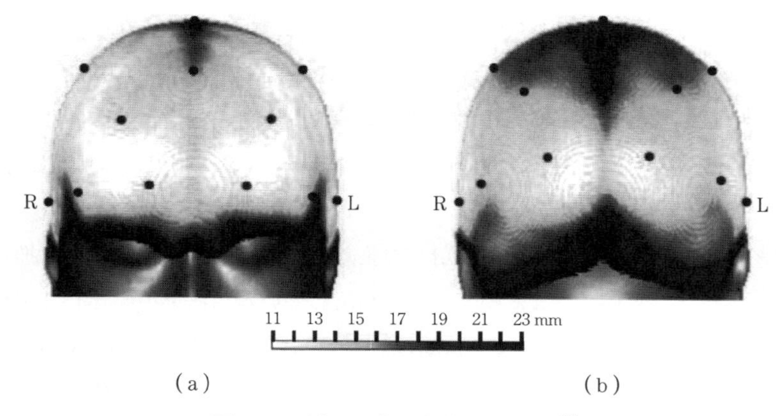

図 5.8　頭皮から大脳皮質までの距離[28)]

プローブパッドの配置や形状が決まれば，つぎは，標的とする脳部位を計測するためにパッドを頭のどの位置に装着するかという問題になる。ここは，できるだけ頭のランドマークないしレファレンスを利用し，実験参加者間で誤差の少ない装着を行いたいところである。そのためには，EEG 計測でも一般的に用いられている国際 10–20 法などを使って装着のレファレンス位置を決めるのがよい。国際 10–20 法は，頭の大きさの異なる対象者でもその割合を決めて，実験参加者で一貫した脳波電極を装着できるようにするための手法であり（3 章の脳波計測を参照），例えば左の耳穴（じけつ）から右の耳穴まで頭頂を含んで真っすぐ結んだ長さの左耳穴から 10%位置が T3 になるなど，いくつかのレファレンス位置が決められている。T3 が成人脳のどの部位に位置するかなどの情報もあるので参考となる[28)]。

このレファレンスを利用し，例えば 3 × 5 プローブパッドの下段列の真ん中のプローブを T3 に合わせる，といったことができる。ただし，1 点のレファレンスだけではプローブパッド自体の 2 次元的一貫性がとれないので，下段列のプローブラインを国際 10–20 法でいう T3 と Fp1 を結んだ 10%ラインにできるだけ添わせるといった，もう一つのレファレンスが必要となる。この国際 10–20 法のレファレンスを用いるためには，あらかじめ実験参加者の頭の特定部位の長さ計測が必要不可欠となる。基本的には，前述した耳穴の左右ライン，もう一つは目と目の間の鼻根と後頭の結節部位（後頭を上から下になぞり急にへこみが出た部位）の長さ計測を行う。そして fNIRS 実験では，これに加えて頭周を測定することが多い。特に乳幼児期には頭の大きさの発達が著しいため，参加児グループ内の頭の大きさの分散情報を押さえておかないと，同じ脳部位を計測したことの確認ができない。

つぎに，このレファレンスを利用した装着から，どのように脳部位を推定するかという点である。ここでは，筆者が利用している手法を中心として紹介する。この推定には，virtual registration 法[29),30)]を利用するのが便利である。この手法では，3×5や3×3のプローブパッドを脳波で用いられる国際 10–20 法などの基準配置を用いて頭部のどこに配置したか，という条件に応じて，それらプローブ位置，チャンネル位置の脳部位を標準脳から推定した座標系や脳部位名の情報を得ることができる。例えば**図 5.9** は，3×5のパッドの最下段列（チャンネル①～④）の中央プローブ（チャンネル②と④の間）を T3（左右耳介前点距離の 10%）位置にし，最下段列ラインを T3–Fp1 ラインにできるだけ添わせた場合の，標準脳におけるプローブ位置の確率的表現である。図にあるとおり，レファレンスに使用した位置から距離が離れるにつれ，推定範囲が広くなるのが見てとれる。これはこの推定に頭の大きさの誤差も考慮されているからである。この点から，逆に実験で特に標的とする脳部位に近い点にレファレンスを用いることで，注目したい脳部位のより誤差の小さい推定ができるようになる。

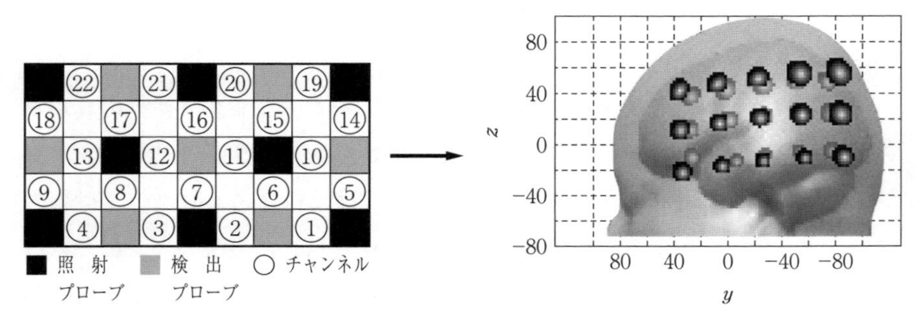

図 5.9　標準脳座標系でのプローブの確率的位置（3×5のプローブパッド（左）を側頭に配置した場合（右），数字はチャンネル番号を示す）

また，図5.9に示したものはプローブ位置の推定であるが，上記Webサイトにはもちろんこのチャンネル版も，座標や脳部位情報と併せて提供されている。この手法を開発した檀研究室（中央大学）のWebサイト（http://brain-lab.jp/wp/?page_id=58）ではそれらの一覧表が掲載されているので便利である。プローブパッド装着をすることで，容易に脳部位が推定できる。ただし，以上で説明した方法は簡易版である。より正確にこの手法を使って脳部位を推定するためには，実験後に3次元デジタイザを使って実験参加者別にCH位置を3次元記録し，それらデータを基に推定を行うより厳密なvirtual registration法が推奨される。

5.2.3 実験デザイン：ベースライン設定

fNIRSの脳機能測定は，基本的には，**ベースライン区間**に対して，実験の標的となる知覚活動・認知活動を見る**ターゲット区間**でのヘモグロビン変化量を計測するのがその目的である。特にヘモグロビン濃度の絶対量は計測できないので，ベースラインからの変化量を測っているという認識が重要となる。したがって，実験デザインの計画において，なにをベースラインとしてなにをターゲットとするかの設定，つまりなにとなにの差分を見たいのか，という点が重要になる。**図5.10**の模式図は，英語音声を聴取している際の脳機能を見ると

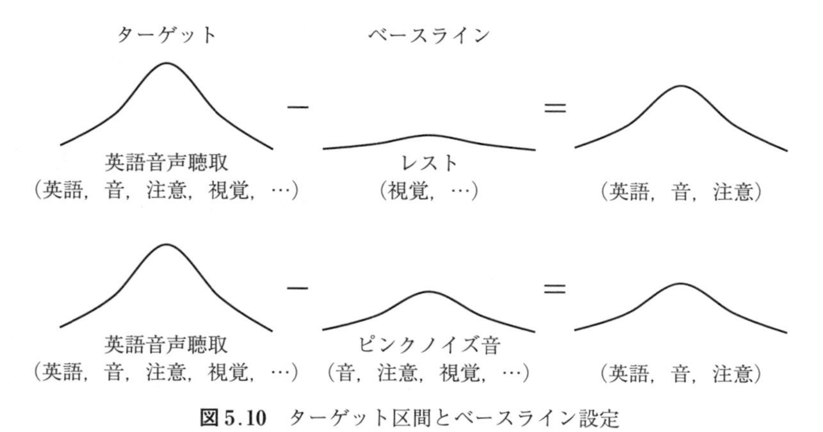

図5.10 ターゲット区間とベースライン設定

いう実験例において，ベースラインに安静条件（なにも聞かない）を設定した場合と，ピンクノイズを聞かせた場合の二つのケースを示している。

英語を聞いているターゲット区間では，英語という音刺激を注意して聞いているばかりでなく周りの実験室の視覚刺激も受容する，といったさまざまな知覚活動・認知活動が含まれている。一方で，安静状態のベースラインでは，音を聞かない，あるいは音に注意を向けないが同様な視覚刺激は目にしている。これらの差分（ターゲット区間の脳活動－ベースライン脳活動）が得られる脳活動，すなわちヘモグロビン変化量である。しかしながらこの場合，得られる脳活動には音の有無に関する反応や注意の有無に関する反応など，さまざまな要因が混入している。これに対して，ベースラインにあらゆる周波数成分をもつピンクノイズ聴取を設定することで，音や注意の有無といった要因をある程度，除去することができる。

ベースラインに安静状態を使用するとき，多くの場合，より広範囲でより強い脳活動が見られる。しかし，それは既述したようにさまざまな活動を含むので，実験者が目的としている脳活動を純粋に抽出したものとはいえない場合が多い。ただし，ベースラインに安静状態を用いても，ターゲット区間となる実験条件が複数あり，例えば条件1は日本語の母語音声，条件2は英語音声，条件3は日本語音声，英語音声を周波数，時間情報でスクランブルした人工音声，のように設定して複数の条件間の比較をする場合，例えば（条件1－条件3），（条件2－条件3）といったようにターゲットからの差分を用いれば，目的とする脳活動を抽出することができる。

ベースライン設定について，一つ実験例を紹介する。音韻対立と抑揚対立の音声刺激に対する脳活動，特に左右大脳半球の**機能側性化**を明らかにすることを目的とした実験であり，成人，小児，乳児など多くの対象者に適用されてきた実験デザインである[31)〜33)]。刺激は，ベースラインに呈示する刺激として/itta/（行った）という平叙文の音調をもった自然発話音声である。これに対する音韻対立刺激は，/itte/という最終母音/e/のみ音韻が異なる音声刺激で，これは第二フォルマントのみを分析再合成で変化させた音声である。抑揚対立刺激は，/itta?/という最終母音のピッチが疑問の上昇調になる音声で，こちらも基本周波数（F0）だけを分析再合成で変化させている[34]。これを用いて，ベースライン区間には15秒ほど/itta/を繰り返し呈示し馴化させる。それに対しターゲットの音韻対立条件では，/itte/，/itta/，/itte/，/itte/，…のように馴化した刺激とは音韻の異なる/itte/を（疑似ランダム順に）混ぜることで，逸脱刺激に対する変化検出の脳反応を得ることができる。脳波実験のオドボール課題にも似た課題である。これらターゲット区間の終了後，再度ベースライン刺激が呈示され，その後，抑揚対立刺激を含んだ抑揚のターゲット刺激が呈示される。これが複数回繰り返される。

このデザインでは，音韻と抑揚の二条件があるが，音韻条件では（ターゲット－ベースライン）の差分が第二フォルマントの変化（音韻変化）であり，抑揚条件では基本周波数の変化（抑揚変化）という限定された物理量になっており，効果的にこれら条件間の違いを抽出できる刺激となっている。実際，これら刺激対立を用いて，音韻対立は左側頭野反応の優位性，抑揚対立は右側頭野反応の優位性が成人において確認されている他[31]，これら機能側性化の発達過程などや[32), 33]，自閉スペクトラム症児や吃音（きつおん）児などにおける定型発達児とは異なる機能側性化なども示されている[35), 36]。ベースラインになにを設定するかは，ターゲット区間での条件設定に関係してくるため，実験全体の所用時間にも影響してくる。特に小児実験では短時間実験が望まれるため，できるだけ統制刺激となるものは条件として設定せず，ベースラインに用いることが望ましい場合が多い。

5.2.4 実験デザイン：ブロックデザイン，イベントデザイン

実験手法として，fMRIの実験計画とも共通する**ブロックデザイン**（block design），**イベント（リレーティッド）デザイン**（event related design）の二つがある。これら二つは，前述したベースライン刺激に対して，ターゲット刺激をどのような時間配分で設定するかという点で違いがある。ブロックデザインでは，1試行で10～30秒と比較的長めの刺激呈示，ないし認知タスク実施の時

間区間をもち，その区間内に繰返し刺激を受容したり，タスクを行ったりする。例えば，5.2.3項で例に示した音韻対立・抑揚対立の刺激呈示は，ベースライン，ターゲット区間それぞれ15〜20秒であり，その間に複数のイベントないし刺激を含むブロックデザインとなる。一方，イベントデザインの1回の試行は，基本的には単一の刺激の受容，タスク実施であり，この1イベントに関連する認知活動の脳反応を捉えることになる。この二つの違いは，1回の試行当りに得られる脳活動の強度である（**図5.11**）。イベントデザインは，1回のターゲット刺激やタスクで得られる脳活動であるので，比較的強度は弱い（図(a)）が，それらを複数回行うブロックデザインでは一つ一つの脳活動が累積され，図(b)に示すように，一つの大きい反応として得られることが多い。

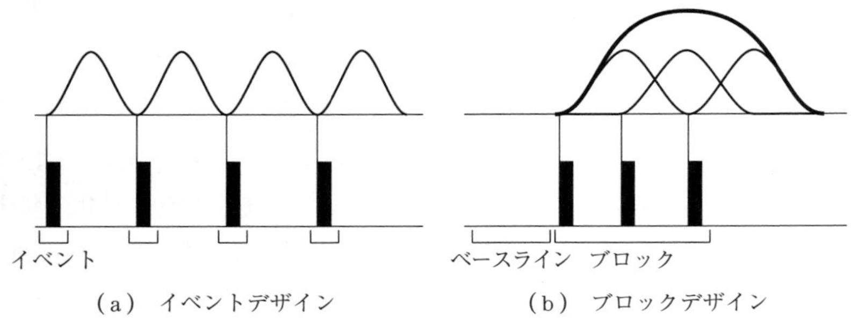

図5.11　イベントデザイン(a)とブロックデザイン(b)で得られる脳活動の模式図

図5.11の模式図で示したような傾向が，実際のデータからも見られる。**図5.12**は，9秒というイベントデザインに近い短い刺激区間と，15秒というブロックデザインに近い長い刺激区間に対する反応の違いを示している[37]。この例では，既述した馴化刺激，逸脱刺激の変化検出の受動タスクを用いているが，刺激区間長の違い以外に，刺激が単一話者発話の刺激トークンか複数話者による刺激トークンかの違いも検討している（例えば，複数パターンでは馴化刺激として複数話者の発話による/abuna/が呈示されるため，声質を超えた音韻の馴化が必要）。これら話者数の違いにかかわらず，長いターゲット区間でより大きい反応が得られている（図におけるLongとShortの違い）。ちなみに

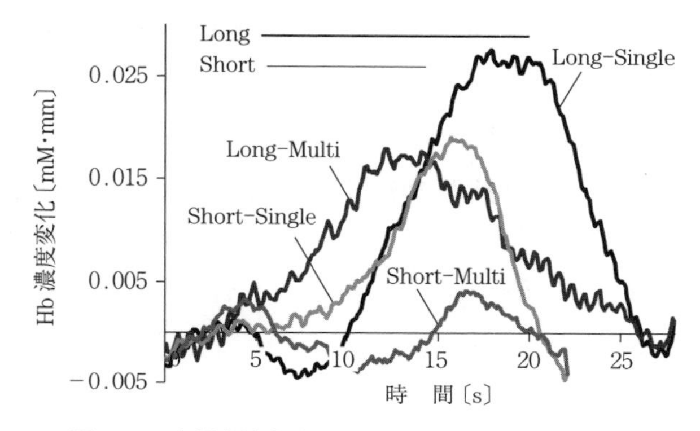

/abuna/ というベースライン刺激呈示に対する /abuuna/ を含む逸脱刺激 9 秒の刺激呈示（Short）と 15 秒の刺激呈示（Long）の違いと，各刺激音声が複数話者の発話（Multi）による刺激であるか単一話者（Single）による刺激であるかの違いを検討した。5 秒時点がターゲット区間の開始であり，上部の線分がターゲット区間を示す

図 5.12 音韻文法実験におけるターゲット刺激の呈示数と刺激発話者数の違いによる oxy–Hb 強度の違い[37)]

刺激が複数話者になると，馴化刺激と逸脱刺激の違いの検出が単一話者の違いと比較して単純ではなくなるため，変化検出反応はやや小さくなる（図における Multi と Single の違い）。

それでは，小さい脳反応しか得られないイベントデザインにはどのような利点があるのだろうか。まず，時間に関連した利点として，繰返し数（試行数）を増やせるということが挙げられる。実験実施において実験時間は短いほうが望ましいし，小児や高齢者の場合は特に手短な実験のほうが成功率が高い。データの解析においては，試行数の多いほうがノイズをキャンセルアウトしやすく正確なデータが得られるので，実験者にとって試行数の多いほうが望ましい。また fMRI の解析で一般的に用いられる一般化線形モデル（GLM）を使った解析を行う場合には，試行数を稼げるイベントデザインのほうが比較的適していることが多い。ただし実際には，ブロックデザインで安定した十分大きな反応が得られれば，繰返し数を増やす必要がないため（5〜7 回の繰返し），この繰返し数や 1 試行の時間，および脳反応の大きさは，それぞれトレードオフの関係にあるといえよう。

これまでの fNIRS 研究は，ブロックデザインを使用するものが多い。これは，fNIRS では，GLM 解析よりも脳波解析で従来よく用いられてきた**総平均**による解析を用いる場合が多いことが，その一つの理由と考えられる。もう一つは，fNIRSは反応を測ってその場でその反応性を画面上で確認できる場合が多いが，イベントデザインで得られる小さい反応は，皮膚血流などを含むノイズに埋もれたものが多く，画面上で明瞭に確認できないことがその理由として考えられる。ただし，繰返しを増やしたりGLMなど妥当な解析手法を用いたりすれば，たとえ画面上で明瞭に確認できなくても，ノイズに埋もれた信号を抽出することは十分可能である。

5.2.5　実験デザイン：実験計画法

実験計画法を述べる上で実験心理学での方法論や用語が有用であるので，まずはそれらを概説する。実験計画では，実験者が実験の目的のために操作する**独立変数**，そして独立変数の操作により生じた効果を観察するための**従属変数**が設定される。例えば，音楽のテンポの違いによる感情の変化を検討する実験を例に挙げると，独立変数として刺激の音楽のテンポが独立変数となり，その感情の違いを見る指標，すなわち従属変数として心拍変化を測定することもできるし，fNIRSを使って前頭葉の感情関連部位を計測し，ヘモグロビン変化量を従属変数とすることもできる。同時に主観的に感情評定を行うこともできる。連続光のfNIRSで得られる従属変数としては，oxy–Hb, deoxy–Hbの濃度変化という脳活動の強さともいえる指標，**Hb反応の潜時**や**位相**の変化のような時間的側面の指標，などが挙げられる。この他にも近年は，脳部位どうしの結合の強さを評価する脳機能結合の強さや，有意な結合の量といった指標も多く使われるようになってきている（5.2.6項）。

いずれにせよ，実験計画においては，従属変数に一定の規則的な影響を及ぼす独立変数以外の変数によるデータの変動，すなわち**剰余変数**を排除することが重要な点となる。具体的には，先の例から，呈示する音楽刺激を，毎回早いテンポから先に呈示したり，あるいは音楽は音楽でも早いテンポのときはピアノ曲，遅いテンポのときはヴァイオリンといったように変えたりする場合，テンポそのものの効果ではなく，順序の効果や楽器自体の効果といった剰余変数が含まれることになる。以上のことは，脳科学実験にかぎらず，行動学的実験を含む心理実験一般に通じることであるが，目的とする独立変数の効果のみを抽出するには十分に注意深い実験計画法が望まれることを示唆している。このためには，前述したベースラインでの刺激やタスク設定，異なる条件の試行をどのような順番で呈示するか，なども慎重に考慮する必要がある。

例えば，先ほどの例での遅いテンポ，速いテンポの音楽の二条件を別々のセッションで計測する場合は，順序効果が出ないように，どちらの条件を先に始めるかはカウンタバランスをとり，実験参加者の半分は遅いテンポで，逆に半分は早いテンポで始める，といったように統制する必要がある。ただし，これら設定した条件を独立した別々のセッションとして計測する必要はなく，同じベースラインに対し，二つの条件のブロックが疑似ランダムで呈示されるというように，一つのセッションで完結させる例も多い。順序効果以外に注意すべき剰余変数は，聴覚の受動的タスクの場合はタスク間の注視点などの視覚情報の統制，参加者間要因の独立変数操作の場合は実験実施タイミングの偏り（例，食後かどうか）や参加者群の質（例，年齢，利き手）の違い，などが挙げられる。

5.2.6 脳機能結合解析やハイパースキャンニングでの実験デザイン

fNIRS計測の基本は，上述したベースラインに対するタスク時のHb濃度変化を系統的に計測するという実験デザインであるが，脳機能結合を評価する場合には異なる実験デザインが必要となる。fMRIではRSCや認知活動時の脳機能結合が多く評価されてきたが，fNIRSでも十分同様な評価が可能である。解析手法や目的にも大きく依存するが，約3～5分以上の連続計測で各CH間の結合の大きさを計測することができる。RSCの安静状態であれば，開眼か閉眼かの状態を統一して安静状態のHb変化を計測すればよいし，認知タスクであれば，ベースラインタスクを挟まずに音声刺激聴取などのタスクを連続して行い，適切な解析（5.3節）を行えば脳機能結合を評価できる。

乳幼児実験の経験上の話にすぎないが，乳児の場合，RSCデータはその前になにをしていたか，なにを実験刺激として用いていたかで，その後の結合が変わる印象がある。そのため，特にRSC計測を行う際は，その前に行うことをある程度統制して計測したほうが，剰余変数混入を防げるように思われる。覚醒度レベルによっても結果が異なるので注意したい。

ハイパースキャンニング計測の場合，これは複数者間の脳機能結合を評価するものであるため，基本的には単数者の計測の脳機能結合実験を拡大して個人を超えた脳機能結合を評価する実験と考えればよい。したがって上述した機能結合実験として計画できる。このような複数者の実験タスクの場合はさらにさまざまなバリエーションが考えられるが，ここでは紙幅の関係上詳述は避ける。

5.2.7　fNIRS特有の注意点

拘束条件の少ないfNIRSではあるが，fNIRS独特の実験計画上の注意点がある。fNIRSはプローブが皮膚に接触しているが，その接触部分がずれたり浮きが生じたりすると信号に影響する。したがって，顔面の，特に額部分の動きを生じさせる笑いなどの表情変化は，アーチファクトとなる。発話の際にも，側頭筋という側頭のプローブ辺りにある筋肉が動くため，プローブ接触に影響を与える。したがって，大きい表情変化や発話運動を促す実験タスクは避けたほうがよい。発話でも，口を大きく動かさないなどの工夫をすればアーチファクトが生じない場合もあるので，入念な予備実験が必要である。感情を引き起こすような認知タスクは，5.1.3項〔3〕で述べたような前頭部の皮膚血流変化を引き起こすため，皮膚血流混入を防ぐ解析方法[23]，あるいは測定方法[38]が必要となる。5.4.3項で述べたとおり，通常のプローブにさらに皮膚血流測定用のプローブを挟むことで，皮膚血流信号を差し引くなどの方法も用いられている。また，頭を左右に傾ける，下の方向を向くなど，特定の頭の動きが髄液層の厚さや皮膚血流と関連して血液信号に影響するので，そのような特定の姿勢や運動を実験中に行うのは避けたほうがよい。

5.3 データ解析

5.3.1 データの前処理

fNIRSの信号はいわば光の減衰量であるが，光データをHb濃度変化量へ変換する方法は5.1.2項ですでに述べたので，ここでは得られたHb濃度変化量をベースラインからの変化量として，どのように脳活動の大きさとして評価できるかについて，活動量の有意性および条件間の比較の解析という観点から概説する。統計検定するまでに，Hb信号に含まれるノイズを除くためにさまざまな**前処理**（preprocessing）が必要となる，ここでは，まずその手法について述べる。

ノイズとして考えられるものは，体動に伴うプローブのずれや浮きによるノイズ，心拍など生体信号によるノイズなどがある。動きに伴うノイズは急激な信号変化として捉えることができるため，例えば，連続する二つのデータポイントの中で0.2 mM mm以上の変化が起こった箇所を，ノイズと見なして除去したり，あるいはプローブの浮きによりoxy–Hb濃度，deoxy–Hb濃度が鏡像的に変化することが多いので，変化量の著しい鏡像変化箇所をノイズとして除去したりする方法などがある。以上は基準を決めて自動除去するか，除去した箇所を線形的に補完する方法なども用いられる。詳細は，Di Lorenzo et al. (2019)[39] を参照されたい。

以上のようにノイズ箇所を除去する方法以外には，通常はバンドパスフィルタを適用してノイズ除去することが多い。脳内の血液を主な信号情報とするfNIRSデータも，さまざまな周波数のノイズを含む（**図5.13**(a)〜(c)）。脳の血行動態も心臓の拍動に影響されるため，fNIRS信号をフーリエ解析すると1 Hz程度の心拍ノイズが明確に見られるし，血液量がだんだん全体的に減少，あるいは増加する低周波のトレンドも場合によっては見られる。これらの周波数を除去するためには，例えば0.01〜0.7 Hzなどのバンドパスフィルタが用いられる。ただし，フィルタに用いられる周波数帯域は，乳児，小児，成人で異な

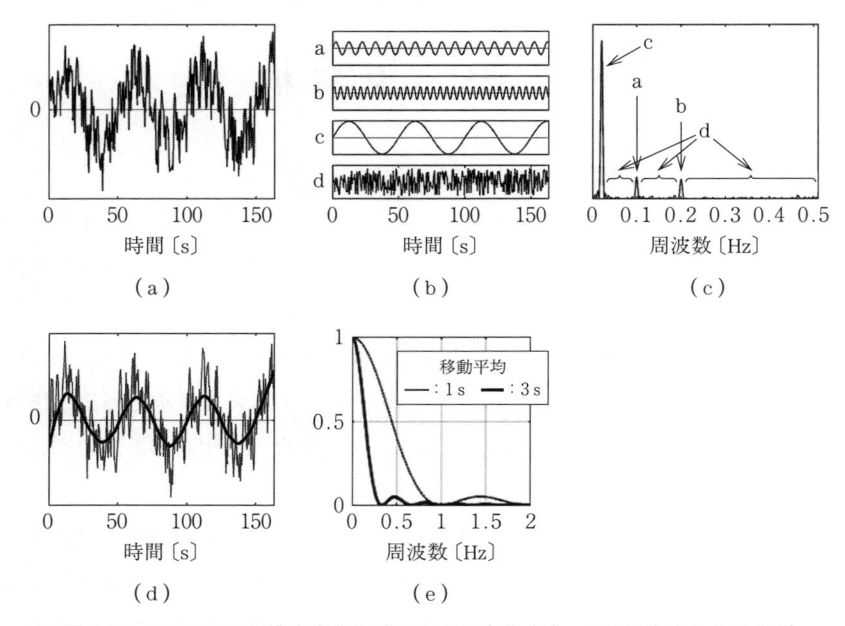

図 5.13　fNIRS の Hb 濃度変化の時間による変化 (a)，そこに含まれるさまざまな周波数とノイズ (b) とその分布 (c)，移動平均を行った結果（太線）のデータ (d) と移動平均後のスペクトル (e)[40]

るし，データの時間長や研究によっても異なり，標準が存在しない。また，図 (d), (e) に示すように，1〜3 秒程度の移動平均が用いられることも多い。脳機能結合の解析では低い周波数帯に着目するため，高周波数を大きく除くようなバンドパスフィルタが用いられる。その際には，0.1 Hz 辺りにメイヤー波と呼ばれる心拍などに由来する生体ノイズが含まれるため，0.1 Hz 未満の周波数を対象とすることがしばしば推奨される。

5.3.2　平均法と GLM

平均法（averaging）の場合，前処理を済ませた後は，ブロックデザイン，イベントデザインで設定されたベースライン区間，ターゲット区間のデータを切り出し，繰り返した数だけ加算平均を行う（**図 5.14**）。図 5.14 (c) において 0〜10 秒の部分がベースラインであり，その後 15 秒がタスクを実施する

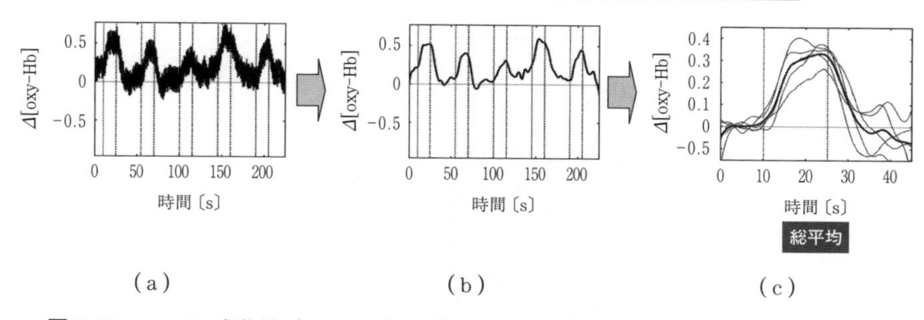

図 5.14　oxy–Hb 変化量（Δoxy–Hb）の生データ (a) をフィルタリングし (b)，ベースライン区間，ターゲット区間のブロックを繰り返した数だけ平均した結果 (c)，(c) の 2 本の線で挟まれた部分がターゲット区間[40]

ターゲット区間である。通常ターゲット区間の平均値をゼロとする補正を行い，図のように総平均波形を出す。この平均値で出た活動量の有意性の検定については，まずはベースライン区間の平均値（例えば図中 0～10 秒区間），ターゲット区間の平均値（例えば図中 15～25 秒区間）の各 10 秒の平均値をそれぞれ算出する。例えば，実験参加者が 20 名いる場合は，一つの CH について 20 名分のベースライン平均値，ターゲット平均値が出るので，それらの値を paired *t*–test で検定できる。脳波解析のように，どの時間帯を平均値算出の解析窓にするかはさまざまな方法があるが，波形ピークの前後数秒のようなとり方もある。この *t* 検定で出た *t* 値や *p* 値などを用いて活動マップを作成することができる（**図 5.15**）[41]。

このような *t* 検定を CH の数だけ行うことになるが，*t* 検定を複数回行うということは**多重比較補正**が必要になることを意味する。このために Bonferroni 法や Holm 法などの多重比較補正が用いられるが，通常 fNIRS では 40～80 CH など多くのチャンネルが用いられるため，しばしばこの多重比較補正は厳し過ぎる，すなわち第二種の過誤の懸念が疑われる場合が多い（この問題は多くのボクセルの検定を行う fMRI 解析と共通している）。このため false discovery rate（FDR）の補正など，さまざまな補正方法が用いられている。近年では，*t* 検定ではなく permutation 法による検定もよく用いられている。この permutation 法は，近傍 CH をまとめる cluster–based permutation や時系列データの活動

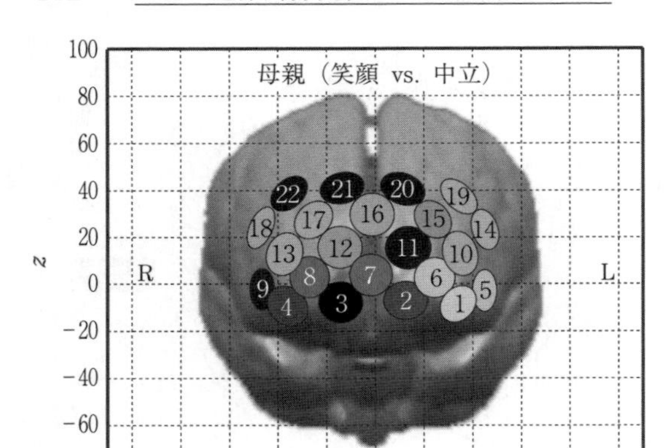

図 5.15　t 検定結果に基づく活動マップ（母親が乳児の中立表情顔に対し笑顔を見たときの脳活動）[41]

ピーク区間を評価する場合など，さまざまな場合に応用されている。

独立変数として設定した条件別に脳活動の比較検定を行う際には，先ほどの t 検定ではベースライン vs. ターゲットの平均値の比較を行ったが，A，B 条件の比較では (A 条件ターゲット) − (A 条件ベースライン) vs. (B 条件ターゲット) − (B 条件ベースライン) の値での t 検定を行えばよい。この t 検定結果も活動マップとして示すことができる。

以上に述べた平均法以外に，fMRI の解析で一般的に用いられるような GLM

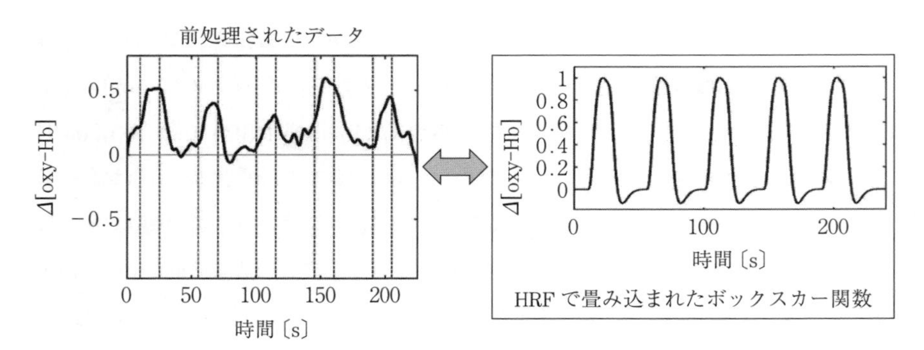

図 5.16　GLM の概念（左の計測データが右のモデルとどの程度フィットするかの評価を行う）[40]

による解析も，fNIRSでは多く用いられる。この手法は，**図5.16**に示すように，ブロックごとに得られたHb濃度変動波形がHRFで畳み込まれたボックスカー（box–car）関数のモデルとどれだけ適合するかを評価するもので，その指標としてβが得られる。このモデルでは成人のHRFモデルを使う方法が一般的であるが，対象者の年齢やタスクによってHRF潜時などが異なるため，得られたデータ情報からモデルを推定する方法もある[18)]。

5.4 研 究 事 例

一般的な実験タスクとして受動タスクと能動タスクがあることはすでに述べたが，5.2.3項の“ベースラインの設定”で受動タスクの聴覚実験例を紹介したので，ここでは能動タスクの例[42)]を紹介する。なお，この実験にはデザイン，手法などに問題がある部分もあるため，それら問題点も指摘しながら事例解説する。

5.4.1 研究目的と実験デザインの選定

ここで事例として挙げる研究の目的は，非母語の音韻弁別の脳内活動を明らかにすることである。具体的には，日本語の促音，非促音の対立「かた」，「かった」の弁別の際の脳活動を，母語話者と非母語話者で比較検討するのがその目的である。

この目的のために設定する実験手法は，受動タスクの音韻弁別タスクである。上記の目的のためには5.2.3項で紹介したようなオドボール課題も考えられるが，この課題で得られる活動はほぼ無意識的で自動的な音韻変化の検出過程であり，かつこの手法での研究はすでにいくつか行っていたので，本研究ではより能動的で意識的な音韻弁別過程の脳活動を捉えることを目指した。音韻刺激を呈示し，それが「かた」，「かった」のどちらであるかを二択強制選択させるタスク中の脳活動を計測した。1回の弁別ごとの脳活動を計測するイベントデザインではなく，より明確な反応を得るため，複数回の弁別時に生じる脳活動を捉えるブロックデザインを使用することとした。実験計画としては，母語話者であるか非母語話者であるかという母国語要因を被験者間要因として独立変数として設定し，その要因により音韻弁別の際の各脳部位での脳活動の強さを従属変数として fNIRS を計測することとした。

5.4.2　刺激音声とベースライン，ターゲット区間の設定

平板型（無アクセント型）のピッチパターンをもつ/kata/（型），/kaQta/（買った）を子音部分の編集により段階的に非促音，促音へ変化する音声刺激系列を合成した。/t/の子音部（無音部）は7段階（刺激1〜7：80〜200 ms）あり，**図5.17**のような同定曲線が日本語母語話者の知覚実験により得られた。

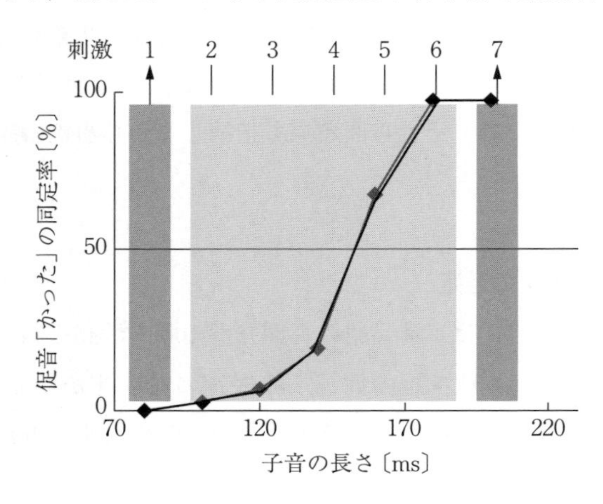

図5.17　日本語母語話者による/kata/，/kaQta/の同定曲線（子音長を段階的に伸長させた音声刺激に対する/kaQta/の同定率）

ターゲットタスクとして/kata/，/kaQta/の音韻弁別をボタン押しで行う，という部分は決まったが，問題はベースラインになにを設定するかである。ここでなにもしない場合はターゲットタスク中の活動には非母語音韻の弁別に関わる脳反応ばかりでなく，そもそも音を聞いているか聞いていないかの音の有無，なにかしらの実行課題に取り組むか否かの違い，ボタン押しという運動の有無，といったできれば分離したい脳活動まで含めることになってしまう。そこでこれらの不要な要素を引き算させるために，ベースラインでなにを行うかが実験デザインの肝になってくる。ベースラインでもできるだけ同様の音声刺

激を使い，ボタン押しをさせたいという理由から，本研究で設定したベースラインタスクは，図5.17中の促音，非促音同定が平易になるような刺激を使用して弁別をさせるということとした。すなわち，ベースラインでは図5.17中の刺激1/kata/，刺激7/kaQta/の1種のみを連続的に呈示し弁別のボタン押しをさせた。一方でターゲット区間では，非母語話者には比較的同定が難しくなると思われる刺激2〜6をランダムに呈示し，促音・非促音の弁別を行うこととした。SOA（stimulus onset asynchrony）は1.8秒で，ベースラインは16秒（刺激8回），ターゲット区間は27秒（刺激14回）を1ブロック（43秒）とし，5回以上のブロックが繰り返された。実験参加者は，音声が呈示されたらそれが/kata/か/kaQta/を判断し，できるだけ早く正確に右手でしかるべきボタン押しで反応するように求められた。

以上の実験デザインが決まったら，実験刺激呈示，それに伴う行動データ取得とターゲットやベースラインのタイミングのトリガーを，NIRS装置へ挿入するプログラムを準備する必要がある。Pythonなど多くのプログラム言語で作成できるし，心理実験ソフトE-primeやSuperlabはプログラミングに詳しくなくても使用できる。PsychoPyは，Pythonのパッケージであるが，通常の刺激呈示や心電など他の生理指標との同時計測でも応用しやすい便利なツールである。また，いうまでもないが，刺激を実験室で呈示した際の測音を行い，実験で呈示する音圧を決めておく必要がある。

5.4.3 プローブの設定と実験参加者

本事例研究では非母語の音韻弁別という言語処理に関与する脳活動を検討するため，ブローカ野，ウェルニッケ野，より具体的には下前頭回，聴覚野近傍（上側頭回），縁上回の脳活動に着目することとした。これらの関心領域部位は各研究の目的によって異なるので，先行研究を参照しつつ決定し，fNIRSのプローブ数は限られているので，どのようなプローブパッドをどの基準位置（例えば，国際10-20法）に沿って装着させるかを設定する。使用するNIRS装置によってチャンネル数が異なるので，その制約を考慮する必要もある。

実験参加者は日本語を非母語とし，韓国語を母語とする日本語学習者9名（日本語学習歴平均2.5年）であった。韓国語母語話者は促音弁別にとりたてて困難性を示すことが先行研究や予備実験において報告されていることから，ここでは韓国語母語話者を選定した。統制群となる母語話者は日本語を母語とする東京近郊出身者9名であった。一般的には，2群を比較する場合には年齢や性差が出ないようにするが，ここでも両群男性4名，女性5名であり，平均年齢は韓国語母語話者25.5歳，日本語母語話者24.5歳であった。全参加者は右利きであり，聴覚に問題はもたなかった。

ここでは1群当り9名の参加者であるが，現在の認知神経科学実験としてはこの数は少な過ぎる。2000年代辺りまでは1群の参加者が10～15名の研究論文も多かったが，最近は成人研究であると1群20～30名以上でないと論文が通りにくいともいわれている。もちろん実験参加者数は，先行研究などに基づきpower analysis（検出力分析）を行い，正確に必要人数を推定しておくことが望ましい。特に，音声・音韻の聴覚特性や発話特性を検討する場合は，言語背景を詳しく統制する必要があり，例えば日本語母語話者の場合，言語形成期を東京近郊で過ごすなどの基準で選定する必要がある。

5.4.4 実験の流れ

実験に先立ち，一般的には所属機関の倫理委員会に承認された説明書を用いて，実験の内容や参加者の権利を参加者に説明し，実験参加の同意を得る。その後実験で行うべきタスクのインストラクションを行う。実験室（防音室）に移動し，まずは頭囲や鼻根-後頭結節間（5.2.2項）など参加者の頭部の計測を行った上で，プローブを装着する。適切に光が照射されているかをNIRS装置で確認した後に実験を開始する。毛髪が多かったり，頭蓋骨の厚い部位などは，検出プローブが十分に信号を取得できないので髪の毛をかき分けたりする必要がある。参加者ごとのプローブ装着位置を撮影したり，実験中の様子をビデオ録画したりしておくと，後の解析に役立つ。

5.4.5 結果の解析と解釈

事例研究の結果を**図 5.18** に示す。図 5.18 は 5.3.2 項で述べた平均法を用い，総 Hb 変化（Total–Hb）を従属変数として，t 検定を CH 別に行った結果を左半球側で示したものである。CH 別に算出した t 値を用いて，CH 間部位を線形補間して作成したトポグラフィー図になっているが，実際このようなトポグラフィー表示は適切ではない。この理由は，前述したように，fNIRS の各 CH で得られるデータは絶対量ではなく脳部位により光路長が変わるため，頭蓋の厚い部分などは感度も異なるので，各 CH どうしを線形補間することは理論的には誤っているためである。図 5.15 に示したように，各 CH の t 値や p 値を個別にマッピングしたほうが適切である。図 5.18 からは，非母語話者（L2）の脳活動が全般的に強い傾向が示されている。

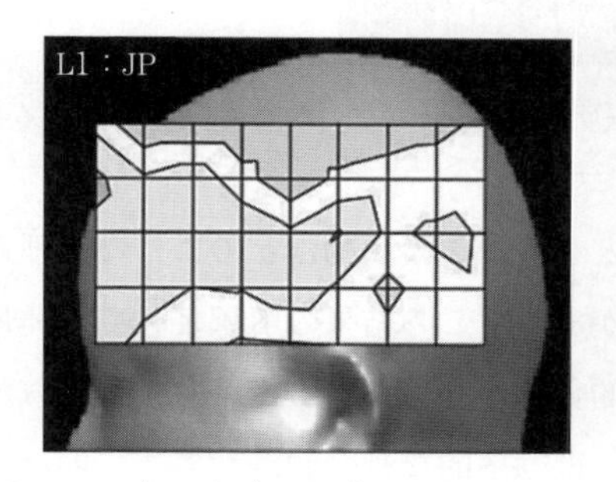

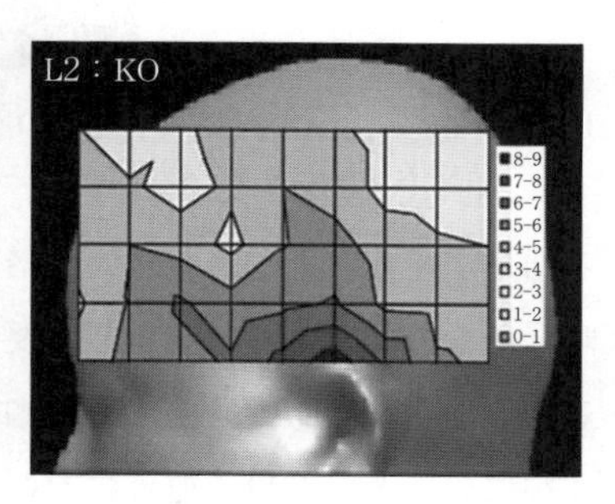

図 5.18　/kata/, /kaQta/ 弁別時の脳反応の t–map（適切でないトポグラフィー表示例）

つぎに，CH 別の活動の有意性と各条件での比較であるが，この実験では関心領域である特定の CH 別に参加者要因（L1 日本語母語話者，L2 韓国語母語話者）と左右差要因（左右半球）の二要因の分散分析を行った。その結果を**図 5.19** に示す。三つの関心領域別に図が示されているが，総じて L2 の反応のほうが大きい。分散分析の結果を見ると，下前頭回および聴覚野近傍の両方で，参加者要因（GRP）の主効果が有意となっている（両者とも $p < 0.01$）。どの領域も交互作用はないが，聴覚野近傍において左右差要因（Lat）の主効果が有意であり，両群の参加者において左優位であることが示された。

このように，L2 のほうがブローカやウェルニッケにおいて強い脳活動を示し

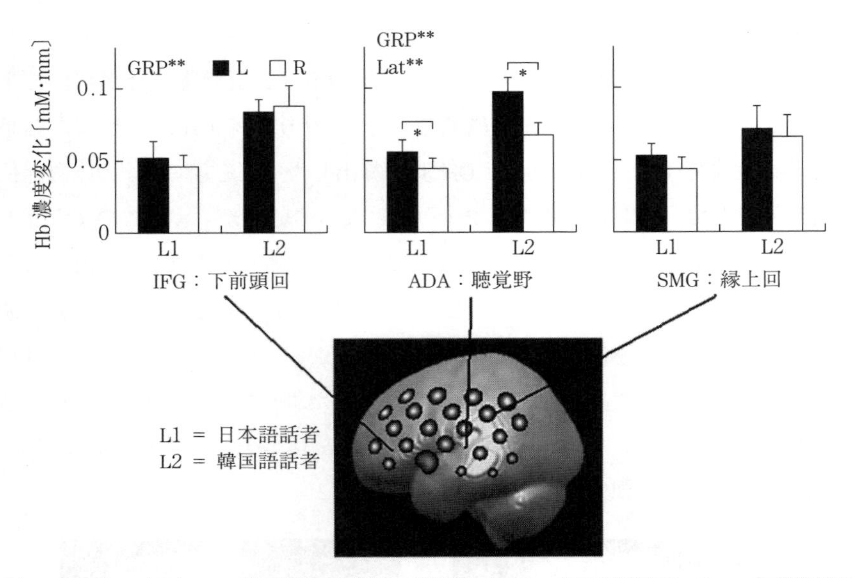

図 5.19　/kata/，/kaQta/弁別時の部位別の脳反応（GRP：参加者群要因，Lat：左右差要因の主効果を** = $p < 0.01$，左右半球差を* = $p < 0.05$ として示した）

ている結果が得られたが，つぎの段階として，この活動はどのような処理過程を反映したものなのかを考察する必要がある。この結果の解釈として，非母語である困難な音韻刺激の同定に，認知的負荷が強くかかっていたと考えられ，より詳細にいうと，非母語処理においては効率的な神経回路ができていないため，これら言語回路に関連する部位やそれ以外の脳部位も強く活性化させながら，音韻弁別が行われていたと考えられた。本事例実験では，実験時のデータをもとに同定曲線を得ている（**図 5.20**）。

この図から示されるとおり，L2 の同定曲線は L1 のような急峻な変化をもたず，緩やかな変化となっており，カテゴリカルな判断ができていない。また弁別時の反応時間も取得しているが，有意に反応時間が L1 より長い。このような行動データは上記の解釈を支持するともいえる。このように脳反応のみを取得して考察するのではなく，極力行動データをなんらかの形で取得して脳データとの相関解析を行うなどして，脳データの解釈に役立てるとよい。

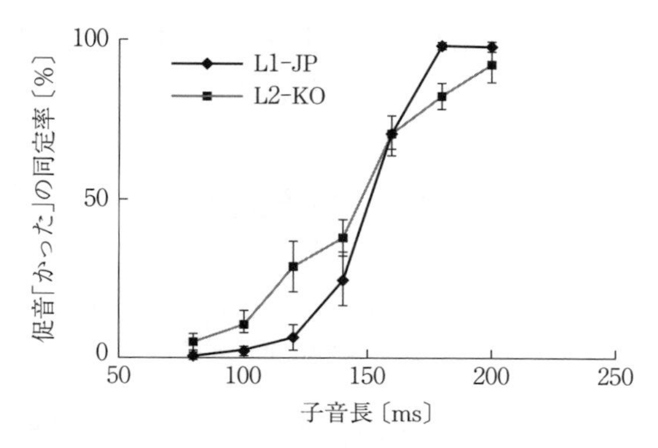

図 5.20 非母語話者（L2-KO）と日本語母語話者（L1-JP）による/kata/，/kaQta/の同定曲線

事例研究の解析方法について，もう少し欠点や注意事項を補足する。まず本事例では L1，L2 の弁別タスク中の活動レベルを示してはいるが，それらをグループで直接比較した t 検定の結果を CH 別にマッピングする必要もある。今回の解析では関心領域をあらかじめ選定し，その部位の分散分析だけ行う，仮説をもとにしたトップダウン的解析であったが，どこに差が出るかわからないような探索的解析の場合では，まずは独立変数として設定した条件をもとにすべての CH どうしで検定するのが一般的である。

ただし，脳の相同部位であったとしても，異なる参加者群の CH 比較をすることに懐疑的な考えをもつ研究者もいる。これは，同じ脳部位であったとしても光路長が個々で異なる可能性が高いという論拠による。これについて筆者は，個人と個人の直接比較は適当でないかもしれないが，これが同じ年齢の参加者群であり，一定の複数人群となれば，ある程度異なる光路長も平均化されて類似したものになると考えており，グループ間比較は相同部位であれば問題ないと考えている。

さらに，本事例は同じ脳部位であれば左右半球の比較を行うことは妥当としているが，これについても懐疑的な考えがあるかもしれない。fNIRS では，異なる脳部位の CH を直接比較することはよくないということはすでに述べたが，脳の相同部位である左右であれば，頭蓋の厚さ（図 5.8 参照）など光路長に影響を与える組織組成は類似してくると考えるので，左右半球間の比較は妥当と考えている。

引用・参考文献

1) Fukui, Y., Ajichi, Y. and Okada, E.：Monte Carlo prediction of near–infrared light propagation in realistic adult and neonatal head models, Appl. Opt., **42**, pp.2881-2887（2003）
2) Jöbsis, F.F.：Noninvasive, infrared monitoring of cerebral and myocardial oxygen sufficiency and circulatory parameters, Science, **198**, pp.1264–1267（1977）
3) Ferrari, M., Wei, Q., Carraresi, L., De Blasi, R.A. and Zaccanti, G.：Time–resolved spectroscopy of the human forearm, J. Photochem. Photobiol. B., **16**, pp.141–153（1992）
4) Sato, H., Kiguchi, M., Kawaguchi, F. and Maki, A.：Practicality of wavelength selection to improve signal–to–noise ratio in near–infrared spectroscopy, Neuroimage, **21**, 4, pp.1554–1562（2004）
5) Hoshi, Y. and Tamura, M.：Dynamic multichannel near–infrared optical imaging of human brain activity, J. Appl. Physiol., **75**, pp.1842–1846（1993）
6) Kato, T., Kamei, A., Takashima, S. and Ozaki, T.：Human visual cortical function during photic stimulation monitoring by means of near–infrared spectroscopy, J. Cereb. Blood Flow Metab., **13**, pp.516–520（1993）
7) Villringer, A., Planck, J., Hock, C., Schleinkofer, L. and Dirnagl, U.：Near infrared spectroscopy (NIRS): a new tool to study hemodynamic changes during activation of brain function in human adults, Neuroscience Letter, **154**, pp.101–104（1993）
8) Chance, B., Nioka, S., Kent, J., McCully, K., Fountain, M., Greenfeld, R. and Holtom, G.：Time–resolved spectroscopy of hemoglobin and myoglobin in resting and ischemic muscle, Anal. Biochem., **174**, 2, pp.698–707（1988）
9) Matcher, S., Kirkpatrick, P., Nahid, K., Cope, M. and Delpy, D.：Absolute quantification methods in tissue near infrared spectroscopy, Proc. SPIE., **2389**, pp.486–495（1993）
10) Lakowicz, J.R. and Berndt, K.：Frequency domain measurement of photon migration in tissues, Chemical Physics Letters, **166** , pp.246–252（1990）
11) Gratton, G., Fabiani, M., Corballis, P.M., Hood, D.C., Goodman–Wood, M.R., Hirsch, J., Kim, K., Friedman, D. and Gratton, E.：Fast and localized event–

related optical signals (EROS) in the human occipital cortex: comparisons with the visual evoked potential and fMRI, Neuroimage, **6**, 3, pp.168–180 (1997)

12) Zeff, B.W., White, B.R., Dehghani, H., Schlaggar, B.L. and Culver, J.P. : Retinotopic mapping of adult human visual cortex with high–density diffuse optical tomography, Proc. Natl. Acad. Sci. USA, **104**, pp.12169–12174 (2007)

13) Kadoya, T. and Okada, E. : Phantom experiment on relationship between activated position of cerebral cortex and NIR signal, Proc. SPIE, **425**, pp.558–565 (2001)

14) Taga, G., Homae, F. and Watanabe, H. : Effects of source–detector distance of near infrared spectroscopy on the measurement of the cortical hemodynamic response in infants, Neuroimage, **3**, 38, 3, pp.452–460 (2007)

15) Sevy, B., Bortfeld, H., Huppert, T.J., Beauchamp, M.S., Tonini, R.E. and Oghalai, J.S. : Neuroimaging with near–infrared spectroscopy demonstrates speech–evoked activity in the auditory cortex of deaf children following cochlear implantation, Hear Res., **1**, 270, pp.39–47 (2010)

16) Seiyama, A., Seki, J., Tanabe, H.C., Sase, I., Takatsuki, A., Miyauchi, S., Eda, H., Hayashi, S., Imaruoka, T., Iwakura, T. and Yanagida, T. : Circulatory basis of fMRI signals: relationship between changes in the hemodynamic parameters and BOLD signal intensity, Neuroimage, **21**, 4, pp.1204–1214 (2004)

17) Fujiwara, N., Sakatani, K., Katayama, Y., Murata, Y., Hoshino, T., Fukaya, C. and Yamamoto, T. : Evoked–cerebral blood oxygenation changes in false–negative activations in BOLD contrast functional MRI of patients with brain tumors, Neuroimage, **21**, pp.1464–1471 (2004)

18) Minagawa–Kawai, Y., van der Lely, H., Ramus, F., Sato, Y., Mazuka, R. and Dupoux, E. : Optical brain imaging reveals general auditory and language–specific processing in early infant development, Cerebral Cortex, **21**, pp.254–261 (2011)

19) Arimitsu, T., Minagawa, Y., Yagihashi, T., Uchida, M.O., Matsuzaki, A., Ikeda, K. and Takahashi, T. : The cerebral hemodynamic response to phonetic changes of speech in preterm and term infants: The impact of postmenstrual age, NeuroImage: Clinical, **19**, pp.599–606 (2018)

20) Watanabe, H., Shitara, Y., Aoki, Y., Inoue, T., Tsuchida, S., Takahashi, N. and Taga, G. : Hemoglobin phase of oxygenation and deoxygenation in early brain development measured using fNIRS, Proc. Natl. Acad. Sci. USA, **114**, 9, E1737–E1744 (2017)

21) Taga, G., Watanabe, H. and Homae, F. : Spatial variation in the hemoglobin phase of oxygenation and deoxygenation in the developing cortex of infants,

Neurophotonics, **5**, 1, 011017（2018）

22) Takahashi, T., Takikawa, Y., Kawagoe, R., Shibuya, S., Iwano, T. and Kitazawa, S.：Influence of skin blood flow on near–infrared spectroscopy signals measured on the forehead during a verbal fluency task, Neuroimage, **57**, 3, pp.991–1002（2011）
23) Yamada, T., Umeyama, S. and Matsuda, K.：Separation of fNIRS signals into functional and systemic components based on differences in hemodynamic modalities, PLoS One, **7**(11), e50271（2012）
24) 日本光脳機能イメージング学会 編：より良い fNIRS 実験のために，日本光脳機能イメージング学会（2017）
25) Yücel, M.A., Lühmann, A.V., Scholkmann, F., Gervain, J., Dan, I., et al.：Best practices for fNIRS publications, Neurophotonics, **8**, 1, 0121012021（2021）
26) Minagawa, Y., Xu, M. and Morimoto, S.：Toward interactive social neuroscience: Neuroimaging the real–world interaction in various populations, Japanese Psychological Research, **60**, 4, pp.196–224（2018）
27) Jiang, J., Chen, C.S., Dai, B.H., Shi, G., Ding, G.S., Liu, L. and Lu, C.M.：Leader emergence through interpersonal neural synchronization, Proc. Natl. Acad. Sci. USA, **112**, pp.4274–4279（2015）
28) Okamoto, M., Dan, H., Sakamoto, K., Takeo, K., Shimizu, K., Kohno, S., Oda, I., Isobe, S., Suzuki, T., Kohyama, K. and Dan, I.：Three–dimensional probabilistic anatomical cranio–cerebral correlation via the international 10–20 system oriented for transcranial functional brain mapping, Neuroimage, **21**, pp.99–111（2004）
29) Singh, K., Okamoto, M., Dan, H., Jurcak, V. and Dan, I.：Spatial registration of multichannel multi–subject fNIRS data to MNI space without MRI, Neuroimage, **27**, pp.842–851（2005）
30) Tsuzuki, D., Jurcak, V., Singh, A.K., Okamoto, M., Watanabe, E. and Dan, I.：Virtual spatial registration of stand–alone fNIRS data to MNI space, Neuroimage, **34**, pp.1506–1518（2007）
31) 古屋　泉，森　浩一：左右聴覚野の音声言語処理における機能分化 ―多チャネル近赤外分光法（NIRS）による検討―，脳と神経，**55**，pp.226–231（2003）
32) 佐藤　裕，森　浩一，古屋　泉，林　良子，皆川泰代，小泉敏三：乳幼児の音声言語処理における左右聴覚野の発達 ―近赤外分光法による検討―，音声言語医学，**44**，pp.165–171（2003）
33) Arimitsu, T., Uchida–Ota, M., Yagihashi, T., Kojima, S., Watanabe, S., Hokuto, I., Ikeda, K., Takahashi, T. and Minagawa–Kawai, Y.：Functional hemispheric specialization in processing phonemic and prosodic auditory changes in

neonates, Frontiers in Psychology, **2**, 202 (2011)

34) Imaizumi, S., Mori, K., Kiritani, S., Hosoi, H. and Tonoike, M.：Task–dependent laterality for cue decoding during spoken language processing, Neuroreport, **9**, pp.899–903 (1998)

35) Minagawa–Kawai, Y., Naoi, N., Kikuchi, N., Yamamoto, J., Nakamura, K. and Kojima, S.：Cerebral laterality for phonemic and prosodic cue decoding in children with autism, Neuroreport., **20**, 13, pp.1219–1224 (2009)

36) Sato, Y., Mori, Y., Koizumi, T., et al.：Functional lateralization of speech processing in adults and children who stutter, Frontiers in Psychology, **2**, 70 (2011)

37) Minagawa–Kawai, Y., Cristia, A., Long, B., Vendelin, I., Hakuno, Y., Dutat, M., Filippin, L., Cabrol, D. and Dupoux, E.：Insights on NIRS sensitivity from a cross–linguistic study on the emergence of phonological grammar, Frontiers in Psychology, **4**, 170 (2013)

38) Yamada, T., Umeyama, S. and Matsuda, K.：Multidistance probe arrangement to eliminate artifacts in functional near–infrared spectroscopy, J. Biomed. Opt., **14**, 6, 0640342009 (2009)

39) Di Lorenzo, R., Pirazzoli, L., Blasi, A., Bulgarelli, C., Hakuno, Y., Minagawa, Y. and Brigadoi, S.：Recommendations for motion correction of infant fNIRS data applicable to multiple data sets and acquisition systems, NeuroImage, **200**, pp.511–527 (2019)

40) 武田湖太郎：近赤外脳機能計測のリハビリテーション領域への応用における信号処理，国際医療福祉大学紀要，**12**，2，pp.72–78 (2007)

41) Minagawa–Kawai, Y., Matsuoka, S., Dan, I., Naoi, N., Nakamura, K. and Kojima, S.：Prefrontal activation associated with social attachment: Facial–emotion recognition in mothers and infants, Cerebral Cortex, **19**, 2, pp.284–292 (2009)

42) Minagawa–Kawai, Y. and Kojima, S.：Cortical inefficiency in low–proficient second language learners: A NIRS study with consonant identification test. 213–220 in Reasoning and Cognition, Andler, D. et al. Eds., Keio University Press (2006)

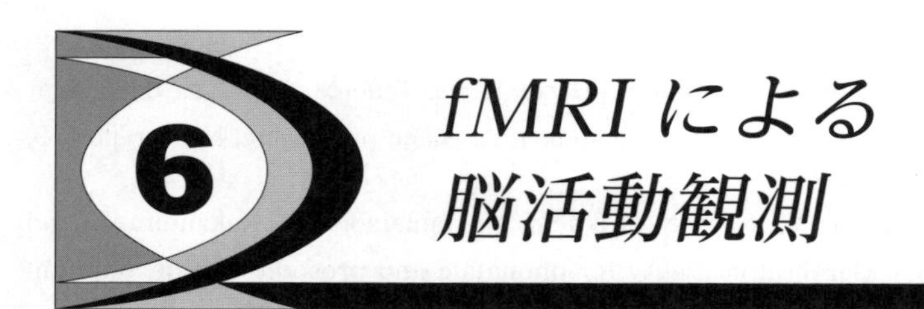

6 fMRIによる脳活動観測

6.1 原理・装置

6.1.1 MRIの原理

fMRI（functional MRI：**機能的磁気共鳴画像法**）の原理の説明をする前に，まず**MRI**（magnetic resonance imaging：**磁気共鳴画像法**）の原理を説明しよう。MRIは，非侵襲的に生体の構造を可視化することができる計測法である。このMRIの装置は病院の検診でおなじみであり，実際に経験した読者もいることだろう（**図6.1**(a)）。特に，水分や脂肪を含んだ軟組織の可視化に優れており，脳や内臓の診断に威力を発揮している。MRIで脳を撮像すると，灰白質，白質，脳脊髄液という三つの代表的な組織が見えてくる（図(b)）。

図のように画像の明暗が異なることを**コントラスト**といい，組織の違いをコントラストで判別することができる。MRIはどのようにしてコントラストを得ているのであろうか。MRIは，水素原子核の核磁気共鳴現象を利用して，生体内の水素原子核が置かれた状態の違い，例えば，水素原子核が自由な水の中にいるのかあるいは脂肪などの巨大な生体分子に取り囲まれているのか，といった違いを可視化する。ここで核磁気共鳴とは，静磁場に置かれた原子核が特定の周波数をもった電磁波と相互作用する現象である。MRIでは，静磁場強度として1.5T（テスラ）あるいは3Tといった高磁場が，電磁波として42.5MHz/Tの電磁波（ラジオ波）が用いられる。

相互作用の結果，エネルギーを得た（これを励起という）原子核は，やがて

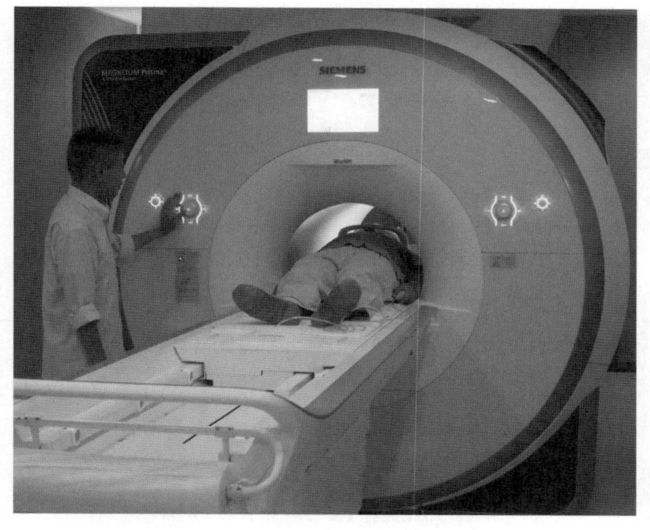

(a) MRI 装 置

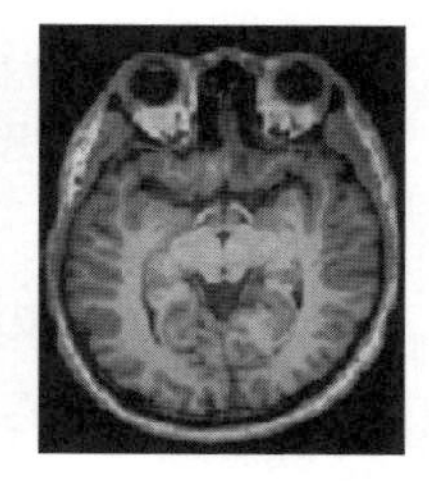

(b) T1 強調画像

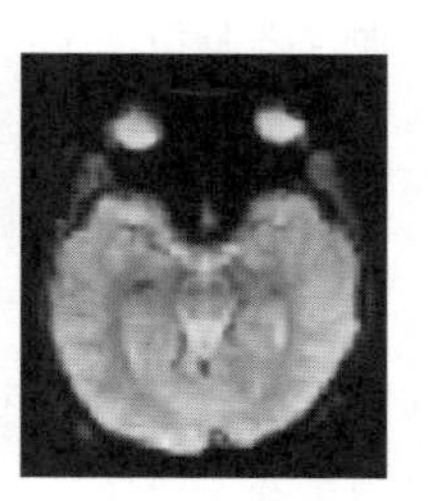

(c) T2*強調画像

図 6.1 MRI 装置と MRI 画像（ATR 脳活動イメージングセンタ提供）

元の状態に戻る（これを緩和という）。緩和にかかる時間（緩和時間）は組織によって異なっているので，その違いを MRI 画像に反映させれば組織間のコントラストを強調することができる（図(b), (c)）。例えば図(b)では，緩和時間の長い白質が白く，緩和時間の短い脳脊髄液が黒く描出されている。図(c)では，その関係が反転している。なお緩和時間には，物理的な起源の異なる複数種類（T1，T2，T2*）があり，MRI 装置の撮像パラメータを調整することで，それぞれの緩和時間に重みを付けた画像を撮像することができる。例えば，T1 緩和時間に重みを付けて撮像された画像を T1 強調画像という（図(b)）。

これまでの説明から，生体組織の違いを MRI によって計測できることはわかった。では，それら組織がどこに存在するかという位置情報は，いったいどのようにして得ているのであろうか。その原理は，緩和過程で計測される核磁気共鳴信号の周波数や位相が，印加された磁場に依存するという法則に基づいている。先に説明した静磁場は位置によらず均一であるから，位置に比例した強さをもつもう一つの磁場（勾配磁場や傾斜磁場という）も利用することで，核磁気共鳴信号に位置情報を埋め込むことができる。このようにして MRI は，場所による生体組織の違い，すなわち構造を画像化するのである。

6.1.2 fMRI の 原 理

通常の MRI から得られるのは，脳の形態情報であるが，fMRI を使えば，非侵襲的に脳機能を調べることができる。特に fMRI は，ある課題に関連して活動する脳領域を特定するという**機能局在性**の評価において威力を発揮する。脳は領域によって働きが異なっており，われわれの認知的活動によって脳のさまざまな領域が活動する。例えば，言語聴取時には，一次聴覚野やウェルニッケ野が，発話時には，ブローカ野や運動野や補足運動野といった運動関連領域が活動する。fMRI を使えば，こういった実験課題による脳活動を可視化できるだけでなく，異なる課題間での脳活動領域の差異や，共通して活動する領域を評価することができる。

fMRI はどのような原理で脳活動を計測するのであろうか。脳活動の実態は，神経細胞の電気生理学的な活動である。fMRI で直接それらを計測することは難しいが，神経活動に伴う生理学的変化ならば計測することが可能である。fMRI の基本原理は，脳に局所的な神経活動が生じるとその領域における**脳血流量**（局所脳血流量）が増加する現象に基づいている。しかしながら，一般的に利用されている fMRI は，その脳血流量の増加を直接計測しているわけではない。以下に説明するように，その信号生成機構は少々複雑であり，ヘモグロビンの磁性と，局所脳領域における血流増加量と酸素消費量の乖離（かいり），という二つの要因が関与している。

ヘモグロビンの磁性から説明しよう。血液中で酸素を運搬するのは赤血球である。赤血球はヘモグロビンという赤色の色素を含んでおり，酸素と結合した**オキシヘモグロビン**（**oxy–Hb**，5.1.2 項）と酸素を手放した**デオキシヘモグロビン**（**deoxy–Hb**，5.1.2 項）の二つの状態がある。このうちオキシヘモグロビンは反磁性の性質を示すが，デオキシヘモグロビンは常磁性の性質を示すので，デオキシヘモグロビンを含む血管周囲では磁場にゆがみが生じる。一方，

MRIは，水素原子核の周辺環境の違いを画像コントラストの違いとして可視化することができた。特にT2*強調画像は磁場のゆがみに感受性をもっており，組織にデオキシヘモグロビンのような常磁性体が存在すると画像信号値が低下する（画像が暗くなる）。つまりオキシヘモグロビンに富む酸素化度の高い血液か，あるいはデオキシヘモグロビンを含む脱酸素化した血液かによってMRI画像の血管の見え方が異なるのである。このように，血液の酸素化度の違いによって生じる画像コントラストを**血液酸素化度依存性**（blood oxygenation level dependent：**BOLD**）**コントラスト**といい，この現象を**BOLD効果**という[1)]。

安静時，ある脳領域には，血流によって細動脈からオキシヘモグロビンが供給され，毛細血管床での酸素代謝の結果，デオキシヘモグロビンが生成している（**図6.2**）。デオキシヘモグロビンの存在によって，毛細血管床とそれより下流の細静脈の血管周囲には磁場のゆがみが生じており，T2*強調画像の画像信号値は低下している。いま，その領域で神経細胞が活動すると，その代謝需要に応えるために活動領域付近の細動脈の血管径が拡大して血流が増加する。例えば，視覚刺激時における視覚野の局所脳血流量の増加量は安静時に比べて50%に達する。ところが，同じ領域における局所酸素代謝量の増加量は5%にすぎない[1)]。そのため，活動領域には，酸素需要を大きく上回るオキシヘモグロビンが供給され，デオキシヘモグロビンはその領域から洗い流されてしまう。デオキシヘモグロビンは，安静時よりもむしろ減少し，その結果，磁場のゆが

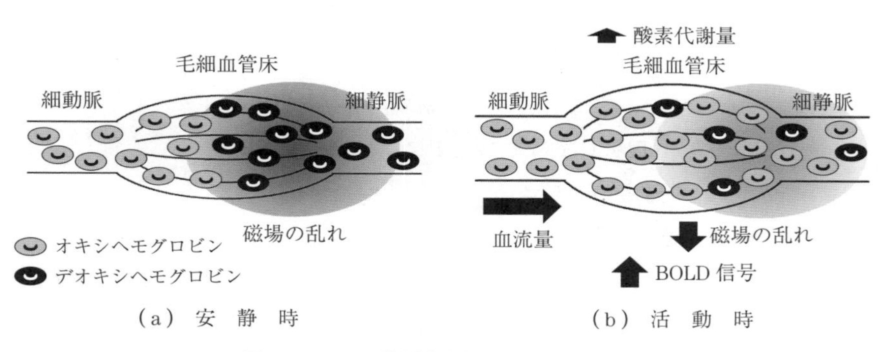

図6.2　BOLD効果を利用したfMRIの原理

みも減弱するので，BOLD 効果により T2*強調画像の画像信号値は安静時に比べてわずか数%であるが大きくなる[2)]。このように脳の局所的な神経細胞の活動を MRI 画像の画像信号値の変化として非侵襲的に捉えるのが，fMRI である。

fMRI の時空間特性を説明しよう[3)]。一般的に MRI 画像はミリメートルの空間解像度を有しているため，fMRI も空間解像度に優れた計測法である。ただし，空間解像度がミリメートルであってもそこには数百万の神経細胞が含まれているため，fMRI が計測しているのは神経細胞の集団的活動である。一般的な fMRI 研究では脳回や脳溝を対象とすることが多く，この点は実用上問題ない。高い空間解像度の一方で時間解像度については，神経細胞の電気的活動を直接計測している脳波（EEG）や脳磁図（MEG）ほどは高くない。**BOLD 信号**（BOLD コントラストの時系列的変化）は，神経活動が生じてから 5〜6 秒後に最大となり 20 秒程度でベースラインに戻るという時間変化，**血流動態応答**（hemodymamic response，**図 6.3**）を示すからである。fMRI を利用する際には，このような fMRI の時空間特性が実験目的に合致するかどうか，注意する必要がある。

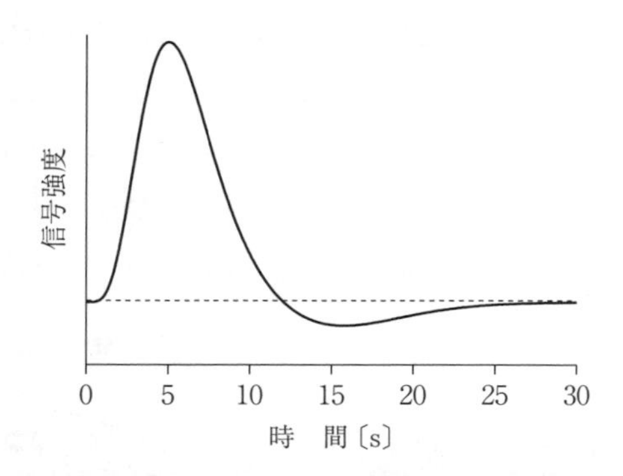

図 6.3　短時間神経活動による血流動態応答

6.1.3 MRI　装　置

fMRI 実験に用いられる MRI 装置は，基本的には病院に設置されている臨床用の装置と同じものである。ただし fMRI 実験を実施する上で必要となる性能や環境というものがあり，MRI 装置があれば必ず fMRI 実験が実施できるというわけではない。fMRI実験を実施するには，後述する数々の要請を満たす必要がある。例えば，性能面では，機能画像の撮像法（例えば，エコープラナー法）を用いて，一度に数百ボリュームの画像**時系列データ**を取得可能なこと，刺激呈示制御のために撮像タイミング取得のためのトリガー信号が出力できること，環境面では，課題を呈示したり実験参加者の反応を取得したりするための各種周辺装置が設置されていること，またそれらを可能とするMRIシールド室のレイアウトを有していること，などが考えられる。そこでfMRI実験に際しては，fMRI実験を実施する施設をまず検討しなければならない。一般的には，共同研究体制を構築して大学や研究機関に設置されたfMRI実験専用のMRI装置や民間のMRI実験施設を利用することになろう。考慮すべきポイントとしては，さまざまな利用条件，施設使用料，周辺機器の設置状況，施設への交通アクセス，実験参加者のリクルートのしやすさなどがある。なお科学研究費助成事業に従事している研究者であれば，先端バイオイメージング支援プラットフォーム（ABiS）[†1]のMRI支援も利用することができる（申請が必要であり審査がある）。

初めてfMRI実験に取り組む読者は，MRI装置の安全性に関わる知識を学んでおきたい。MRIは非侵襲性の高い計測技術であるが，MRI装置は非常に強い磁場を発生し（fMRI実験で用いられることが多い超電導型のMRI装置では，撮像していないときも強磁場が発生しつづけている），さらに撮像中には電磁波も照射されるため，磁性体や伝導体などの持込みは事故の原因となりたいへん危険である。そのため，6.2節で説明するように，実験参加者が磁性体や伝導体を有していないかどうか，慎重に事前確認する必要がある。またfMRI実験ではさまざまな実験装置をMRIシールド室内へ持ち込んで稼働させることが多いので，それらの実験装置がMRIの強磁場や電磁波の存在に対応しているかの事前確認も必要である。日本神経科学学会が策定した「ヒト脳機能の非侵襲的研究」の倫理問題等に関する指針（2022年改訂）[†2]は，一読しておくこ

---

†1 https://www.nibb.ac.jp/abis/
†2 https://www.jnss.org/human_ethic

とをおすすめする。これには，fMRI実験に際して実験者が注意すべき倫理面，安全面でのポイントがまとめられている。

6.1.4　fMRI実験用周辺装置

〔1〕　視聴覚呈示装置

fMRI実験では，実験参加者にさまざまな刺激を呈示しながら撮像を行う。そのため，強磁場や電磁波環境でも利用できる視聴覚呈示装置が必要となる。視覚刺激の呈示は，MRI装置のそばでも利用できるよう特別なシールドを施した液晶ディスプレイが使われる。またMRIシールド室外に設置されたプロジェクタからMRIシールド室内のスクリーン上に映像を投影することもある。その場合，導波管というMRI室の内外の間で電磁波ノイズを遮断できる管を通じてMRIシールド室内に映像を引き込む。ディスプレイやスクリーン上の映像は，鏡の反射を用いて仰臥位の実験参加者に呈示される。

聴覚刺激の呈示については，通常のヘッドホンは磁石を使用しており強磁場環境のMRIシールド室内では使用できないため，圧電素子などを用いたMRI対応のヘッドホンやエアーチューブ式ヘッドセットを使う。このようなヘッドホンは，通常の聴覚実験などで使用するものと比べて周波数特性が悪いことがあるため，精度の高い呈示刺激音を利用する際には，仕様が呈示条件を満たしているか確認しておく必要がある。またMRI対応のヘッドホンは遮音性が20 dB程度と比較的高くなっているが，撮像時の騒音がかなり大きいため，呈示刺激音は十分な音の大きさをもつように作成し，騒音下でも実験参加者に聞こえるようにヘッドホンの音量を調整する必要がある。なお騒音下では聞き取りにくい音刺激の呈示を行うときや音刺激の微妙な差異についての判断を課すときは，後述する撮像方法（スパースサンプリング法）の利用を検討するとよい（6.2.4項）。

〔2〕　発話実験のための装置

発話実験などで実験参加者の音声を確認（録音）する場合は，MRIシールド室内で使用できる光マイクロホンを用いる。実験参加者の口元に十分近づけて設置すれば，騒音下でも十分音声を録音できる。さらに録音状況によっては，録音した音声から騒音成分をキャンセルして音響解析ができる場合もある。騒音を含まない音声を記録したい場合は，先ほど言及した撮像方法（スパースサンプリング法）を採用するとよい。ただしこの場合でも，液体ヘリウムの冷凍機などMRI装置に付属しているさまざまな機器の音によるバックグラウンドノイズが含まれる。

〔3〕 **反応採取用装置他**

実験参加者の反応を採取する装置としては，光ファイバを用いたMRI装置対応の反応ボタン，マウス，キーボードやジョイスティックなどがある。実験中にこれらの装置を使用する際には，設置方法に注意したい。実験参加者の反応により頭部位置がずれる**体動**が生じると，活動領域を正しく評価できなかったり画像上にノイズが生じたりすることがある。実験参加者の体勢は自分の手元が見えない仰臥位なので，実験参加者の使用感を確認しながら，ボタン押しなどによって体動が生じないように設置する。

なおこれらの装置からの出力は，後述する刺激呈示制御ソフトウェアで取得および処理するため，利用しようとしている装置にそのソフトウェアが対応しているかどうか，事前に確認しておく必要がある。これまで述べた機器の他にも，実験参加者の視線を記録するアイトラッカや，実験参加者の行動を録画するビデオカメラを利用することがあろう。これらの装置についても，一般的にはMRI装置対応のものを利用する。後者については，MRIシールド室が十分に広く，MRI装置から十分離れた距離から撮影できる場合には，一般のビデオカメラを利用することができる（例えば，磁場強度が十分に小さいと見なせる5ガウスの範囲の外側にカメラを設置できる場合が想定される）。また自作の実験機器をMRIシールド室内に持ち込むこともあるだろう。その際には，機器が磁性体をもたないことが大前提であり，さらに強磁場や電磁波の存在下で誤動作をしないことも必要である。これらの機器の動作については，MRI画像に影響を与えないことも含めて，事前に慎重なテストを行わなければならない。

〔4〕 刺激呈示制御ソフトウェア

fMRI実験中，実験参加者に呈示される刺激は，PCでその呈示タイミングや刺激時間などが制御される。特にfMRI実験においては，MRI画像の撮像タイミングに同期して刺激を呈示することが重要であり，MRI装置から出力される撮像のトリガー信号を読み取り，それをカウントして，適切な時点で刺激を呈示しなければならない。またfMRI実験中の行動成績を評価するためには，実験参加者の反応を記録する必要もある。

これらを効率的に高精度で行うためには，専用のソフトウェアを利用するのがよい。例えば，Presentation[†1]はWindows上で動作するfMRI，近赤外分光法（NIRS），MEG，EEGなどに対応したマルチメディア刺激呈示ソフトウェアである（有償）。Presentationを使えば，視覚刺激（ファイル形式がBMP，JPEG，TIFなどの静止画やAVI，MPEGなどの動画）や，聴覚刺激（ファイル形式がWAVのオーディオデータ）などを，0.1 msの時間解像度で時刻を指定してMRI装置と同期させて呈示するだけでなく，反応ボタンが押された時刻を記録したり，実験参加者の反応に応じて呈示刺激をリアルタイムで変更したりすることも可能である。また外部装置を動作させる信号出力，外部装置からの信号入力を受けて刺激を呈示するための，MATLABなどの外部プログラムをこのPresentation上で動かすことも可能である。Presentationのサイトには充実したヘルプやマニュアル，質問サイトが提供されており，自習することも十分に可能である。また，研究者が実際に実験で用いたプログラムがデータベースとして公開されており，類似の実験で用いられたプログラムをダウンロードして参考にすることもできる。

その他のソフトウェアとしては，Psychtoolbox[†2]（MATLABで動作，無償），PsychoPy[†3]（Pythonで開発，Builder機能によりグラフィカルユーザインタフェースを用いた開発も可能，無償），E–prime[†4]（有償）などがある。

---

†1　https://www.neurobs.com/
†2　http://psychtoolbox.org/
†3　https://www.psychopy.org/
†4　https://pstnet.com/products/e-prime/

6.2 実験デザイン

本節では，fMRI 実験をデザインする際の注意点と具体的な進め方，特に聴取実験や発話実験で役立つノウハウを説明する。

6.2.1 実験参加者

実験参加者を選定する際の注意点を説明しよう。MRI 装置は非侵襲的に脳活動を計測することが可能であるが，誰でも実験参加者になれるわけではない。強磁場が発生しているため，心臓ペースメーカーなどの磁場によって影響を受ける装置を体内にもっている人は，実験参加者になれない。治療などで体内に磁性体をもっている人も実験参加者になれない。歯の矯正具は，含まれる金属の種類によっては，MRI 画像のゆがみや欠損などの画像アーチファクトを生じることがあるため，注意が必要である。撮像中の MRI 装置は電磁波を照射するため，電気伝導度の高い金属は発熱する。そのため体内に金属片が残存している人は実験参加者になれない。また化粧品やコンタクトレンズには金属酸化物が含まれていることが多く，実験参加者は実験前に取り除いたほうがよい。なお，視力矯正が必要な場合には，MRI 装置内で使用可能な専用メガネを利用すれば実験に参加できる。

実験中は，実験参加者を比較的狭い装置内に拘束してさまざまな刺激を長時間呈示するため，実験参加者に閉所恐怖症やてんかん発作の経験がないか事前にチェックを行う。聴覚や発話の fMRI 実験の場合，上記の注意点の他に，聴覚や発話に問題のない実験参加者を選ぶのはもちろんのこと，言語能力の差や加齢による聴力の低下を考慮して実験参加者の性別や年齢をなるべくそろえるようにすることが望ましく，利き手も統一する必要があるだろう。実験参加者の音楽経験や外国語の学習経験，聴覚実験の経験の有無も課題の遂行や脳活動に影響する可能性があるので，必要に応じて考慮する。

実験者は，実験参加者への配慮を怠ってはならない。MRI 装置は，実験参加者にとって快適な環境ではない。実験中は1時間程度，体を拘束された状態で大騒音下に置かれる。そこで実験者は実験参加者の身体的な負担の軽減に努めなければならない。撮像中は，実験参加者の体動を防止するため実験参加者の頭部をベルトやクッションなどで固定しなければならないが，実験参加者にとって苦痛のない，楽な仰臥位になるように自分で微調整をしてもらった後に固定するとよい。長期間の拘束による疲労軽減のため，撮像の合間に適度な短時間の休憩を挟むとよい。高齢者や年少者が実験参加者の場合や疾患群を含む実験などでは，拘束時間をできるだけ短くできるよう実験デザインを工夫したい。

MRI装置は撮像中に100 dBを超える騒音が生じるため[4)]，実験参加者に耳栓や遮音性の高いヘッドホンを装着させる。MRI撮像中，実験参加者はMRIシールド室内に1人で在室する。実験参加者の急な体調変化や実験刺激や実験装置の動作による不快感などに迅速に対応するため，実験参加者には緊急連絡用のボタンなどを把持させておく。さらに，実験参加者の様子をビデオカメラなどでモニタし，頻繁に声がけをして健康状態をチェックすること。このような配慮は，実験参加者が実験課題により集中して取り組める安心安全な実験環境づくり，という点でも望ましい。

その他，実験に際しては，所属機関の倫理指針や実験実施機関の安全指針に従うこと。先に述べた日本神経科学学会による「ヒト脳機能の非侵襲的研究」の倫理問題等に関する指針も参考になる。昨今の社会情勢を受けて，研究者が研究倫理を遵守することの重要性はますます高まっている。特に，fMRI実験を含む人を対象とした研究に携わる研究者は，高い倫理観をもった研究の遂行や，実験参加者の人権の保護や安全に対する十分な配慮が強く求められている。こういった研究者の社会的責任を自覚して研究に取り組まなければならない。

6.2.2 文献調査

fMRI実験を実施するにあたっては，まず人のどのような脳機能を調べたいのか研究目的を明確化し，それに関連した先行研究の文献調査を行う必要がある。これは科学研究の基本原則であるが，この原則を忘れてしまい，早くMRI

装置を用いて脳計測を行ってみたい，脳領域が「光る」様子を見てみたいといったように，準備が不十分な状況で実験を開始してしまう事例がよく見られる。

fMRIは，それを利用することが目的ではなく，読者の実験仮説を証明するための道具立ての一つと考えたい。近年のfMRI関連の研究論文数は著しく増加しており，読者の実験仮説に関係する先行研究が必ず見つかるはずである。下記で紹介する論文検索サイトなどを利用して，丁寧に調査を行った上で実験仮説の構築に取り組んでほしい。なお先行研究は，fMRI研究だけでなく，関連する心理学や言語学研究まで網羅したい。このような研究で提案された認知モデルやそれに基づく行動研究の成果が，実験仮説構築の際に参考になるからである。

先行研究は，実験方法を決定する助けにもなる。適切な実験方法の選択は実験成功のカギを握っているが，fMRI実験の場合，必要な知識がMRI画像の撮像パラメータに関するものから後述する実験型や刺激呈示タイミングなどの実験デザイン，データ解析や統計評価に至るまでの広い範囲に及んでおり，現実的には実験者がすべてを決めることは難しい。このような場合には，自身のfMRI実験に類似した先行研究を調べ，そこですでに実績のある実験方法を参考にすることが，成功への近道といえる。

先行研究を調べるためのサイトとしては，アメリカ国立衛生研究所が運営している文献データベースPubMed†がある。データベースで研究をピックアップした後は，必ず原著論文を取り寄せて読んでほしい。データベースで得られる情報は，研究抄録にとどまっており，実験仮説の構築に参考となる結果や考察，実験デザインに役立つ方法を熟読するには原著論文が必要である。近年では，オープンアクセスとして論文を無料で公開している論文誌も多いので，活用してほしい。

先行研究の調査によって実験仮説が明確となり実験課題を構築できたら，つぎに取り組むべきことは認知・行動実験の実施であろう。一般的に，脳活動に

† https://pubmed.ncbi.nlm.nih.gov/

おける実験条件差は小さく，後に述べるようにさまざまな信号処理を行った後，ようやく検出できる程度のものである。また実験コストも高く失敗した際の経済的損失は大きい。多くの fMRI 実験の場合，期待される実験結果は，脳活動のみならず反応時間や課題成績などの行動にも表出するはずである。事前に認知・行動実験を行い，仮説の確かさを検討したり，その結果次第では実験課題やその呈示条件などに修正を加えたりすることによって，fMRI 実験をより完成度の高い課題で実施できるし，脳活動での結果と認知・行動実験の結果とを突き合わせた説得力のある考察も，可能となる。

6.2.3 実験型と刺激呈示タイミング

fMRI の実験デザインには典型的な**実験型**（**カテゴリー型**，**要因型**，**相関型**）があり，実験課題を構築する際に参考にするとよい[5)]。カテゴリー型は複数の実験条件で構成され，各実験条件には証明すべきものを含んだ複数の**認知的成分**を想定する実験型である。各条件で得られた脳活動を条件間で引き算することにより，対象としている認知的成分に関わる脳活動（正確には，活動領域）を評価する手法であり，**差分法**ともいう（**図 6.4**）。ここでは，単語の意味と音韻処理に関わる脳活動を評価する例を挙げ，説明をしよう。条件 1 では単語音の聴取を，条件 2 では文字の順序を入れ替えて作成した無意味単語音の聴取を，条件 3 では単語音の逆再生の聴取を行う（図 (a)）。条件 1 で含まれる認知的成分は意味処理・音韻処理・音の物理的聴覚処理，条件 2 では音韻処理と音の聴覚処理，条件 3 では音の聴覚処理のみとなる。したがって，条件 3 − 条件 2 で意味処理を行っている脳領域が，条件 2 − 条件 1 で音韻処理を行っている脳領域が評価できる（図 (b)）。実験参加者が課題に従事する条件とは別に，実験参加者が安静にしている**安静条件**（眼球運動や体動を防ぐために注視点を画面の中央に呈示することが多い）を，加える場合がある。この安静条件を最も基本的なベースラインと見なして実験条件と比較することにより，実験参加者が少なくとも課題に従事していることを脳活動から確認することが可能である（本比較で活動が得られなければ，課題や解析，実験参加者の覚醒状態など

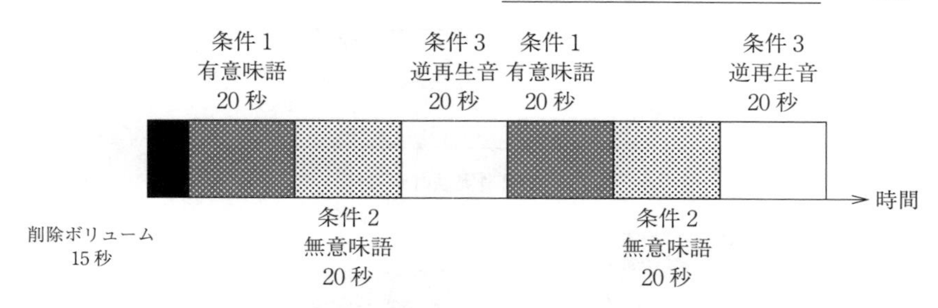

（a） カテゴリー型実験計画の例（ブロック型のタイミングパターンで呈示）

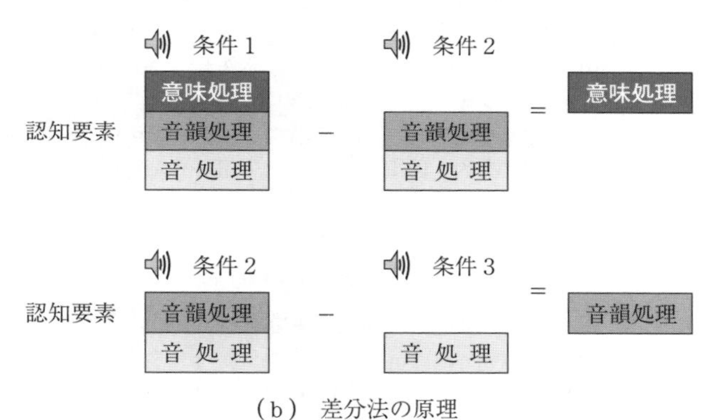

（b） 差分法の原理

図 6.4　カテゴリー型実験計画

に問題がある可能性がある)。

要因型は，脳活動に影響を与える認知的成分を実験要因として整理して，複数の実験要因の組合せで各実験条件を構築する実験デザインである（**図 6.5**)。例えば，単語の聞き取り課題で，要因 A を意味要因（水準 1：有意味単語，水準 2：無意味単語)，要因 B を聞き取り時の阻害要因（水準 1：阻害音の呈示あり，水準 2：阻害音の呈示なし）とする（図 (a))。ここで水準とは，要因を構成する条件設定である。これらを組み合わせて，A_1B_1，A_1B_2，A_2B_1，A_2B_2 の四つの実験条件を実験参加者に課す。要因型の評価には，**主効果**と**交互作用**の二つがある（図 (b))。主効果では，各実験要因が脳活動に影響を与えているかどうか評価する。例えば，上記の聞き取り課題の場合，聞き取りの際の意味要因の主効果は $(A_1B_1 + A_1B_2) - (A_2B_1 + A_2B_2)$ によって，聞き取りの際の阻害要因

<table>
<tr><td colspan="2" rowspan="2">聞き取り課題</td><td colspan="2">A：意味要因</td></tr>
<tr><td>1：有意味単語</td><td>2：無意味単語</td></tr>
<tr><td rowspan="2">B：阻害要因</td><td>1：あり</td><td>A_1B_1</td><td>A_2B_1</td></tr>
<tr><td>2：なし</td><td>A_1B_2</td><td>A_2B_2</td></tr>
</table>

（a）要因型実験計画の例

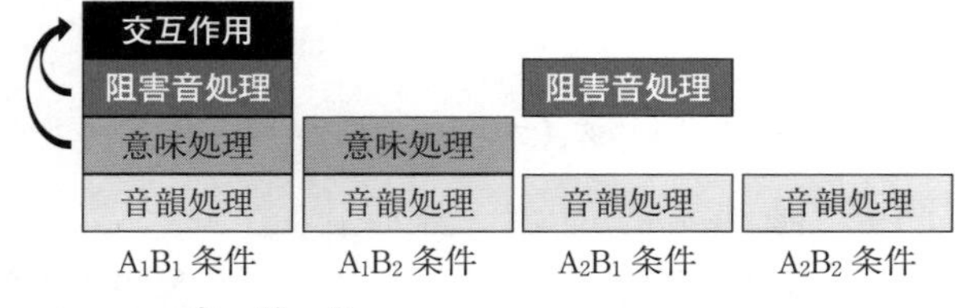

主　効　果

　意味要因：$(A_1B_1 + A_1B_2) - (A_2B_1 + A_2B_2)$

　阻害要因：$(A_1B_1 + A_2B_1) - (A_1B_2 + A_2B_2)$

交互作用（意味要因 × 阻害要因）

　$(A_1B_1 - A_1B_2) - (A_2B_1 - A_2B_2)$

（b）主効果と交互作用の評価

図 6.5　要因型実験計画

の主効果は $(A_1B_1 + A_2B_1) - (A_1B_2 + A_2B_2)$ によって評価する。交互作用は，要因型で最も活用したい評価方法であり，複数の実験要因が組み合わされることで初めて現れる相乗効果である。例えば，前述の聞き取り課題の場合，阻害音の存在下での音韻処理においては，有意味語のほうが無意味語よりも意味の補完の影響が生じるかもしれない。このように，音韻聞き取りの際の阻害音の影響に関心がある場合には，交互作用を評価する。具体的には，$(A_1B_1 - A_1B_2) - (A_2B_1 - A_2B_2)$ というように水準間の引き算の差を評価する。

相関型は，実験要因を連続的に変化する指標として，それと相関して変化する脳活動を評価する実験型である。例えば，実験参加者に純音を異なる周波数で呈示し，音高に相関して脳活動が大きくなる脳領域を評価したい場合などに用いる。実験刺激の強弱や実験課題の難易度を操作して指標化する場合や，fMRI 実験中に同時に計測された生理指標，反応時間や正答率などの反応指標を用いる場合がある。

実験型が決まれば，つぎに各実験刺激をどのような順序やタイミングで実験参加者に呈示するかを検討する[6)]。刺激呈示のタイミングパターンとしては，大きく分けて**ブロック型**と**イベント型**がある（**図6.6**）。ブロック型とは，16〜30秒間程度の連続した刺激呈示を，複数の実験条件や安静条件を挟んで繰り返す方法である（図(a)）。ブロック型は，条件間の脳活動の差を検出しやすいというメリットがある一方で，ブロック内の個々の刺激による脳活動を分離することができない，あるいは同一の刺激を連続で呈示するため実験参加者がその刺激に慣れてしまう，などといったデメリットもある。呈示したい実験刺激がメロディや動画などの場合には，ブロック長に一定の長さが必要な場合もあるが，長くなり過ぎる（課題周期が長くなるため，課題によって生じたBOLD信号は低周波に遷移する）とfMRIデータに存在する低周波ノイズの悪影響を受けてしまうので，注意が必要である。

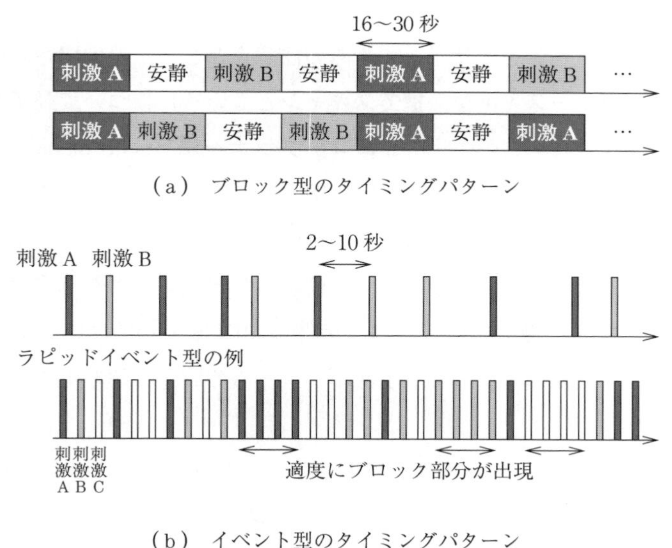

（a） ブロック型のタイミングパターン

（b） イベント型のタイミングパターン

図6.6 刺激呈示タイミング

イベント型とは，数秒以下の短い実験刺激を適切な時間間隔をあけて繰り返し呈示する方法である（図(b)）。実験刺激を2〜10秒程度のランダムな刺激間間隔をあけて呈示する場合や，3秒程度の一定の刺激間間隔で複数の実験条件をつぎつぎと呈示する**ラピッドイベント型**がある。ラピッドイベント型では，図(b)に示したように，刺激呈示が適度にブロック型になるよう工夫すると，イベント型とブロック型の両者のメリットを生かすことができる。イベント型は，ブロック型に比べて条件間の脳活動の差の検出能力が低いデメリットがある一方で，認知・行動実験の実験デザインとの相性がよく，解析の自由度も高くなるメリットがある。キュー・ターゲット課題やレディー・ゴー課題は，認知・行動実験でよく用いられる実験デザインであるが，イベント型を使うことによって，キュー（レディー）刺激とターゲット（ゴー）刺激に関する脳活動を分離して評価できる。例えば，単語をレディー刺激として視覚呈示してゴー刺激を呈示した後に発話させる課題では，単語呈示による文字認識や，発話運動のプランニングに関わる脳活動と発話運動執行に関与する脳活動を，分離して評価することができるであろう。

タイミングパターンをデザインする際の注意点として，撮像開始直後の**削除ボリューム**（**ダミースキャン**，**捨てスキャン**ともいう）について説明しておこう。fMRI実験の撮像に用いられる**エコープラナー法**（echo planar imaging；**EPI**）は，撮像開始直後の十数秒の信号値が不安定なので，その間に撮像された画像を解析から除外する。そのため撮像開始直後の十数秒については，注視点などの課題とは無関係の呈示を行い，削除ボリュームの影響を受けないように配慮する。なお撮像開始直後には，突然のMRI撮像音に反応して聴覚関連領域の活動も不安定になるので，削除ボリュームの設定は聴取実験においても有益であろう。

最後に，fMRI実験の全体構成を説明する。実験参加者への実験説明やインフォームドコンセントを実施した後，MRI画像の撮像が行われる。fMRI実験では，2種類のMRI画像，**機能画像**と**構造画像**が必要である。機能画像は，脳活動がBOLD信号として計測されており，通常，連続的に撮像されるため画像時系列データとなる。構造画像は，機能画像を解析して得られた脳活動領域を正確に評価・決定するために利用される。よく行われる手順では，最初に撮像範囲の位置決めのための撮像を行った後に，複数の機能画像時系列データを撮像し，最後に構造画像を撮像して終了する。ここで一つの機能画像時系列データを撮像する期間を**ラン**（**セッション**ともいう）という。また時系列データのサンプリング間隔（撮像の繰返し時間）を**TR**といい，MRI装置の撮像パラメータの一つとして設定する。ランの長さは，実験条件数や課題の刺激呈示の繰返し回数に依存するが，実験参加者の覚醒水準の維持や疲労を避けることも重要であり，特別な理由がなければ10分以下に抑えることをおすすめする。そしてランの間に適時休憩を挟み，必要に応じて複数ラン（一般的には2〜4ラン程度）を計測する。なお，休憩中に実験参加者をMRI装置から出してしまうと，ラン間で頭部位置が大きく異なってしまい，後の解析上望ましくないので，特別な理由がなければ装置内での休憩にとどめる。

6.2.4 聴取実験と発話実験

通常のMRI画像の撮像は連続的に行われるので，実験参加者はつねに100 dB程度の大きな騒音にさらされる（**図6.7**(a)）。そのため，遮音性の高いヘッ

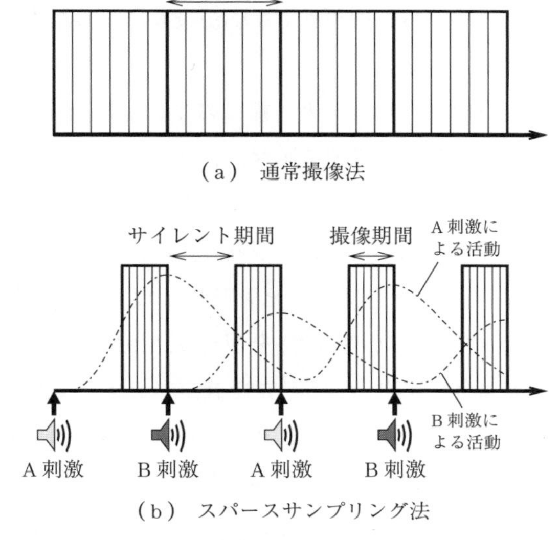

図6.7 通常撮像法とスパースサンプリング法

ドホンを装着しても微妙な刺激音の違いなどを聴取するのは難しい。また，撮像中の体動は MRI データの主要なノイズ源であり，できるかぎり避けなければならないので，一般的に発話など頭の動きを生じる課題は fMRI 実験として好ましくない。このような問題を解決する撮像方法が，**スパースサンプリング法**[7)〜9)] である。

スパースサンプリング法は，MRI 画像を連続的に撮像するのではなく，撮像と撮像の間に数秒の待ち時間を設けることで，騒音のないサイレント期間をつくり出すことができる方法である（図(b)）。サイレント期間では，撮像はしておらず，発話で体動が生じたとしても画像への影響は少ない（厳密には，発話前後で頭部位置が変化するため時系列データとしての機能画像への影響がまったくないわけではない）。また，サイレント期間に聴覚刺激を呈示すれば，聴取実験における騒音の影響を大幅に軽減できる（厳密には，MRI 装置の機械音が断続的に聞こえているが撮像音に比べれば随分と小さい）。サイレント期間は撮像をしていないので，その期間に生じた発話や聴取に関連した脳活動は計測できないようにも思える。しかしながら，BOLD 信号は血流動態応答の影響を受けており，刺激呈示から数秒遅れて反応が最大になるため，後につづく撮像期間に問題なく計測される。

スパースサンプリング法を用いると，撮像の TR（撮像期間＋サイレント期間）が長くなる。後述する統計処理を頑健に行うために計測データの時点数はある程度確保したいので，スパースサンプリング法での実験時間は，通常どおり連続的に撮像した場合に比べると長くなる。この点に留意して必要最低限のサイレント期間を設定したり，試行数を最適化したりするなどの配慮をしたい。近年開発されたマルチバンド撮像法を使えば，撮像期間を，例えば 1 秒程度に短縮することが可能であり，同じ TR を設定したとしても，その分サイレント期間を長く確保することができるようになった。連続的な撮像法で発話実験を行う場合は，体動を避けるため，頭部の固定を通常よりしっかりとすることが必要である。体動を軽減する工夫としては，首の下の枕を少し高めにし，発話時に下顎が動いたときに頭の動きが小さくなるよう，頭部を少し後ろにそらせ気味にするとよい。

6.3 データ解析

6.3.1 解析ソフトウェア

解析は専用のソフトウェアを用いて実施する。本書では，Statistical Parametric Mapping（**SPM**）† を中心に解説する。SPM は，ロンドン大学の研究者によって開発が進められているソフトウェアで，全世界の脳研究で利用されている[10]。使いやすいグラフィカルユーザインタフェースをもっており，初心者でも頑健かつ精度の高い解析ができるのでおすすめできる。以下では，fMRI データの

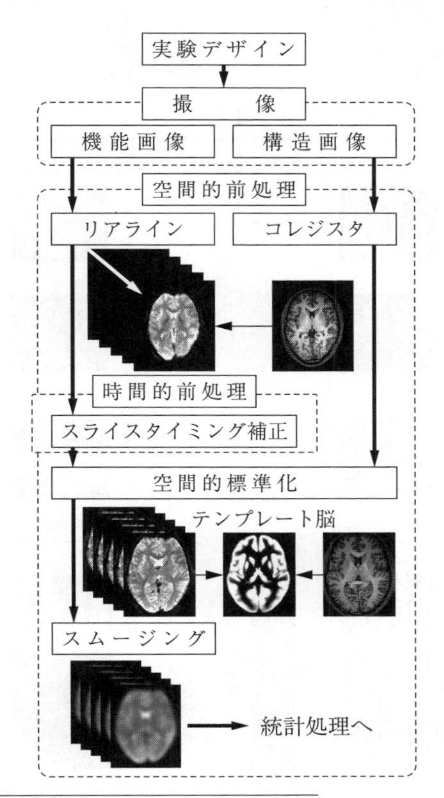

図 6.8　fMRI データ解析の流れ図（前処理）

† https://www.fil.ion.ucl.ac.uk/spm/

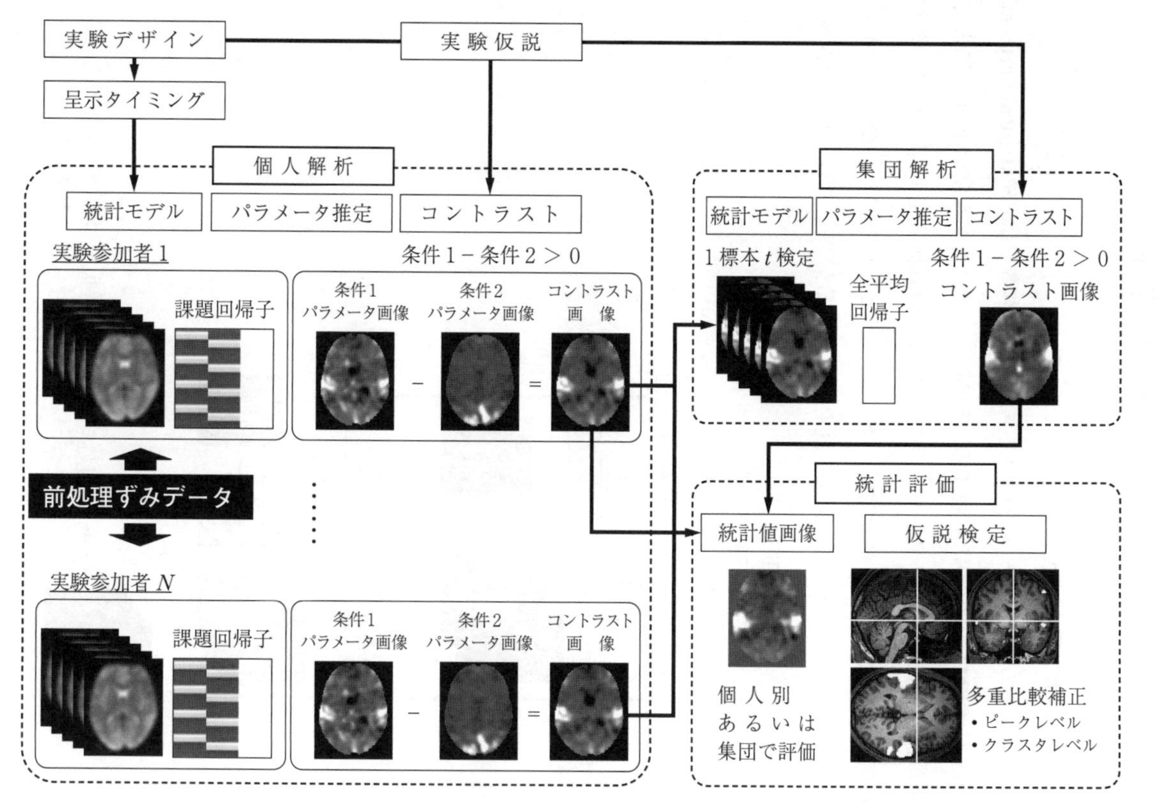

図6.9　fMRIデータ解析の流れ図（統計処理）

解析手順を紹介しよう（**図 6.8**，**図 6.9**）。まず解析に必要な MRI 画像を確認し，ファイル形式の確認と変換，前処理，統計処理の順で説明する。

6.3.2 MRI 画像データとファイル形式の変換

6.2.3 項で説明したように，fMRI 実験の解析を進めるためには，少なくとも 2 種類の MRI 画像，機能画像と構造画像が必要である。MRI 装置から出力される画像データは，国際的な標準規格に基づいた **DICOM**（digital imaging and communications in medicine）型式である。SPM が解析で使用するのは **NIfTI**（neuroimaging informatics technology initiative）型式の画像データなので，DICOM から NIfTI への型式変換を行った後，以後の前処理を進める。なお画像型式の変換も SPM で実施可能である。

6.3.3 前　処　理

前処理では，大きく二つの処理，**空間的前処理**と**時間的前処理**が行われる（図 6.8）。前者は，MRI 画像における頭部位置や脳形態を目的に応じて変換したり変形したりする作業であり，機能画像と構造画像が対象となる。後者は機能画像に特有であり，機能画像の撮像時に生じるスライス間の時間的誤差を，補正するために実施する。

空間的前処理から説明しよう。空間的前処理には，リアライン，コレジスタ，空間的標準化，スムージングの各工程がある。

リアライン（realignment）は，機能画像に対して実施する体動補正である。機能画像は，画像時系列データとして収集されており，各時点の MRI 画像には頭部全体もしくは関心領域が撮像されている。解析を正しく進めるためには，各時点の MRI 画像における頭部位置は一致している必要があるが，実験参加者に体動が生じると頭部位置にズレが生じてしまう。このズレは，画像時系列データに大きなノイズを生む原因となり，結果として脳活動の検出の妨げとなる。リアラインは，ある参照画像（例えば，一番最初に撮像された機能画像）の頭部位置にすべての画像を位置合わせすることで，体動の影響をできるかぎり軽減する工程である。SPMでは，リアラインの結果が体動の時系列データとしてグラフィック表示されるので（あるいはそれらの数値データを取得することもできる），各実験参加者の体動の大小や課題に同期した体動が生じていないかなど，その時系列パターンを確認するとよい。大きな体動が生じている実験参加者については，場合によっては解析から除外することも検討する。発話実験では，課題に同期した体動が生じる可能性があるが，これは偽活動（実際には脳活動が生じていないのに，データ解析で，活動があるという結果が誤って得られてしまうこと）の原因となるので注意したい。なお，リアラインを実施したとしても，体動の影響は完全には取り除くことができないことが知られている。その対策として，統計処理の段階でリアラインによって算出された体動の時系列データを用い，ノイズ処理を行うことがある。

コレジスタ（coregistration）も頭部位置合せの工程であり，機能画像のみを対象とするリアラインと違って種類の異なる機能画像と構造画像の間で位置合せを行う。機能画像で得られた脳活動領域を構造画像に重ね合わせて評価するためには，これらの画像間で頭部位置がそろっている必要があるからだ。

リアラインとコレジスタは，実験参加者内で実施される工程であったが，**空間的標準化**（normalization）は，実験参加者間で脳の形態をそろえる工程である。一般的にfMRI実験では，実験参加者全員の脳活動を平均して評価する（6.3.5項）。ところが，各実験参加者の脳形態は異なるので，そのまま平均することはできない。空間的標準化の工程では，各実験参加者の脳形態を国際的に定められた脳形態（**テンプレート脳**）に変形し，全実験参加者での平均化を可能とするだけでなく，活動領域の座標を特定したり，その座標を他の研究と比較したりすることを可能にする。ここで，テンプレート脳について説明しておこう。テンプレート脳の形態を**標準脳**といい，標準座標系を有している。代表的な標準脳と標準座標系は，Talairachらによってつくられた**アトラス**（脳地図）によって定義される**タライラッハ座標系**である[11]。本座標系は，前交連（左右の脳を連結する特徴的な線維束）を原点として，脳の左右方向に右側を正としてx軸，前後方向に前頭側を正としてy軸，上下方向に頭頂側を正とし

て z 軸を有しており，これによって脳部位を3次元空間の座標として表現することが可能になる。SPMでは，タライラッハ座標系をMRI画像解析に適した形に修正した，モントリオール神経学研究所（Montreal Neurological Institute：MNI）によるMNIテンプレート脳と**MNI座標系**を用いている。なお，タライラッハ座標系とMNI座標系の間には若干の差異があるため，先行研究を調査する際には，実験結果がどちらの座標系で報告されているのか注意するとともに，自身が実験結果を報告する際にも，いずれの座標系に基づいた結果であるか明記することが必要である。タライラッハ座標系からMNI座標系への変換やその逆変換は，例えば，Brettら[12),†1]，Lancasterら[13),†1]，Lacadieら[14),†2]によって提案されており，それぞれWebサイトでその変換ツールを利用することができる。

空間的前処理の工程の最後は，**スムージング**（smoothing）である。画像を平滑化してノイズを軽減するだけでなく，空間的標準化で完全に一致させることのできない実験参加者間の脳の形態の差異を補うことができる。スムージングは，後述する統計処理で用いる理論（確率場理論）からも必要とされている。

つぎに時間的前処理の**スライスタイミング補正**（slice timing correction）を説明しよう。機能画像を撮像する際，頭部全体の画像を得るため，例えば頭の下部から上部に向かって，数十枚のスライス画像を順々に数秒の時間をかけて撮像する。こうして得られた頭部全体のデータを，ボリュームデータと呼ぼう。後述の統計処理では，一つのボリュームデータを一時点と見なして解析を進めるが，実際は各スライスが異なる時刻に取得されているため，その前提は成立しない。スライスタイミング補正は，各スライスの取得時刻に応じてデータを調整することで，一つのボリュームデータが実験者の指定する参照スライス（あるいは参照時点）において，あたかも一瞬で撮像されたかのように補正する工程である。スライスタイミング補正の有効性はMRI画像の撮像パラメータに依存しており，一つのボリュームデータの取得に要する時間（**TA**：あるボリュー

†1 https://brainmap.org/icbm2tal/
†2 https://bioimagesuiteweb.github.io/webapp/mni2tal.html

ムの撮像開始から終了までの時間。あるボリューム撮像開始からつぎのボリュームの撮像開始までの時間（TR）とは異なるパラメータである）が長くなる場合には利用しない（おおむね3秒よりも短い場合に利用する）。

6.3.4　統計処理：個人解析

前処理が完了したデータに対して**統計処理**を実施する（図6.9）。統計処理は，**個人解析**と**集団解析**からなり，それぞれ**統計モデル**の作成，モデルの**パラメータ推定**，コントラスト（統計用語であり日本語では対比という。MRI画像のコントラストとは意味が異なる）による評価，**統計的仮説検定**の3ステップがある。

個人解析から説明する。まず解析するデータの特徴を把握しよう。機能画像は，MRI画像が時間的に連続に撮像され，画像時系列データを構成していると説明した。個々のMRI画像は，数十万個の画素（以後これを**ボクセル**という）が3次元的に集積したものである。画像時系列データは，ボクセルの個数からなる時系列データの集合体と見なすことができる。

今回紹介するSPMは，全ボクセルの時系列データを一気に解析するのではなく，個々のボクセルの時系列データに対して統計モデルの適用とパラメータ推定を行い，それを脳内の全ボクセルにわたって繰り返すという方法を採用している。統計モデルは，一般線形モデル（GLM）に基づく（**図6.10**）。特に個人解析は，統計学の教科書の項目でいえば，重回帰分析といえる。GLMは，時系列データ（従属変数や目的変数ともいう）の変動を複数の**回帰子**（独立変数や説明変数ともいう）を組み合わせることで説明しようと試みる。回帰子には，実験課題によって生じた変動を説明するもの（**課題回帰子**），予想されるノイズに由来した変動を説明するもの（**ノイズ回帰子**）がある。統計モデルの作成の工程では，実験デザインに基づき，これらの回帰子を作成する。まず課題回帰子をモデル化しよう。

例として，刺激呈示条件と安静条件を20秒間隔で繰り返す，単純な実験デザインを考えよう。このような実験によって脳内の刺激関連領域に生じる脳活

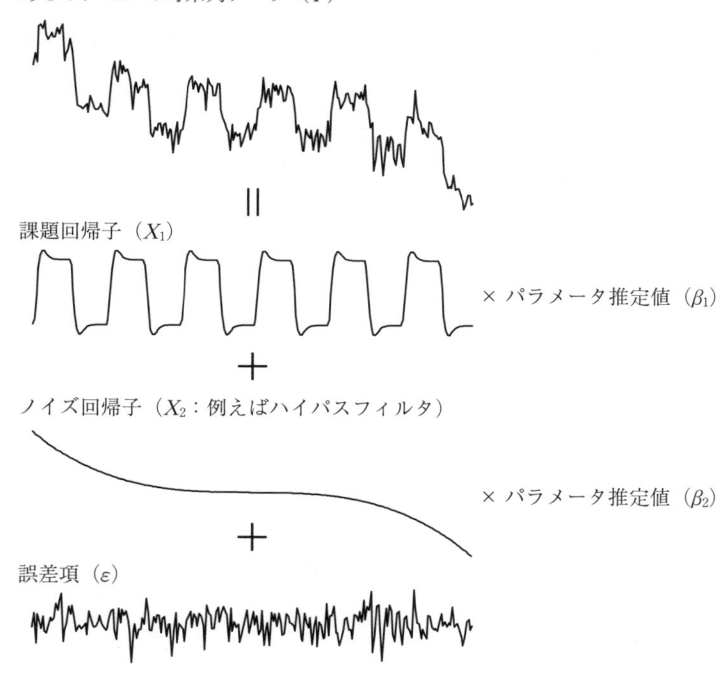

図 6.10　一般線形モデル

動は，刺激呈示 ON 時に上昇し，刺激呈示 OFF 時に低下するであろう。

fMRI 実験では，脳活動は BOLD 信号として計測されるが，その際に血流動態応答の影響を考慮する必要がある。その結果，回帰子は，刺激呈示時点より少し遅れて上昇し，刺激終了後に緩やかに低下するような波形をもつ。時系列データには，課題関連性の脳活動に由来するものだけではなく，課題に無関係で関心外のノイズ成分も多く含まれている。例えば，体動に由来する変動や呼吸や心拍などの生理的現象に由来する低周波数のゆらぎは，つねに存在が予想される。こういった関心外ではあるが予想されるノイズ成分もノイズ回帰子としてGLM に加えることで，一種のフィルタ効果が期待できる。実際に SPM では，低周波ノイズに対しては，ハイパスフィルタがデフォルト設定としてモデル化されているし，体動に対しては，リアラインで推定された体動の時系列データをオプションとしてモデルに加えることができる。

つぎにモデルのパラメータ推定を行う。あるボクセルの時系列データは，関心のある信号成分と関心外のノイズ成分が混じり合ったものになっているであろう。パラメータの推定では，モデルに組み込んだ回帰子を組み合わせて，時系列データをできるだけ説明できるように各回帰子の重み（偏回帰係数）を推定する。なおSPM特有の表現として，これをパラメータ推定値（ベータ値）と呼ぶ。例えば，ノイズの影響が少なく課題に関連した脳活動が大きいボクセルでは，課題回帰子のパラメータ推定値が大きな値を示す一方で，ノイズ回帰子のパラメータ推定値が小さな値を示す。この工程は，同一の統計モデルを用いて，脳内のすべてのボクセルで繰り返される。その結果，パラメータ推定値は画像となる。これをSPMでは**パラメータ画像**（ベータ画像）という。同じ画像でもMRI画像とは異なり，パラメータ画像の各ボクセルの値は，課題に関連した脳活動の大小や関心外のノイズの強弱に対応している。例えば，課題回帰子に関するパラメータ画像を画像ビューアで表示すると，脳活動領域の分布を画像の明暗として視覚的に把握できる。

パラメータ推定の工程で計算されたパラメータ画像を用いて，コントラストによる評価と統計的仮説検定を実施する。実験デザイン（6.2.3項）で説明したように，一般的なfMRI実験は複数の実験条件を組み合わせて実施し，実験仮説に基づいて，それらの間の差分を評価することで，目的とする認知的成分に関与する脳領域を特定する。コントラストは，パラメータ推定値を組み合わせて実験仮説を表現したものである。したがって，コントラストは，ある意味，実験者の実験仮説と統計処理の間のインタフェースともいえる。

例として，実験条件と**統制条件**の二条件からなる実験を考えよう。統計モデルは，二つの課題回帰子を有しており，パラメータ推定の結果，実験条件と統制条件，それぞれに対するパラメータ画像が計算される。これらのパラメータ画像は，ベースライン（例えば，安静条件）に対する各条件の脳活動を反映している。ここで評価すべき実験仮説が，統制条件に比べて実験条件で大きな活動を示すことだとしよう。このときコントラストは条件間の差分となり，式で示せば実験条件 − 統制条件となる。実際は，各条件のパラメータ画像を用いてボクセルごとに差分の計算が行われる。なお後につづく統計的仮説検定法では，コントラスト＞0が評価される。

このように実験仮説に基づいてパラメータ画像を組み合わせた計算画像（実験条件のパラメータ画像 − 統制条件のパラメータ画像）を，**コントラスト画像**という。コントラストには，複数の種類（tコントラスト，Fコントラストがあり，それぞれ，t検定，F検定で評価する）があり，実験仮説によって使い分ける。よく用いられるのはtコントラストであり，条件間での脳活動の大小を含めた実験仮説（片側t検定）を評価する。

つぎにコントラスト画像から統計値画像を得る。コントラスト画像を表示すれば，統制条件に比べて実験条件でより大きな活動を示す領域が「光って」見えるかもしれないが，現実のデータはノイズの影響を受けており，条件差が大きいことが必ずしも意味のある差と判断できるとはかぎらない場合がある。例えば，読者がこれら二条件の脳活動をグラフ化したいときには，データのばらつきを考慮するため，標準偏差や標準誤差を用いてエラーバーを加えるであろう。もしもばらつきの大きさ（エラーバーの長さ）が条件差をはるかに超えているならば，その結果から条件差に意味があると判断するのはためらわれる。そこで統計評価の際には，データのばらつきを考慮するため，条件差をばらつきの大きさで割り算した値を用いる。その値が検定統計量（t統計量やF統計量）である。fMRIデータの場合も同様に，コントラスト画像を別に計算されたばらつきの大きさに関する画像でボクセルごとに割り算し，統計値画像（t統計値画像やF統計値画像）を得て評価に利用する。

統計処理では，最終的に脳活動（上の例では，実験条件と統制条件の間の条件差）があるかないかの判断を行う。その判断は，統計的仮説検定法に基づく。仮説検定法の詳細については，統計の教科書を参考にしてほしい。ここでは，概要を説明する。仮説検定法は，証明したい実験仮説に関して，確率に基づく判断を行うため，誤った結論を導く可能性がある。中でも「活動がないのに活動があると誤って判断してしまう」ことはできるだけ小さく抑えたい。この誤りを統計的第一種過誤といい，仮説検定法ではそれが生じる確率（有意確率：p 値）をできるだけ小さく抑えた評価を試みる。通常，有意水準（5％がよく用いられる。SPMではこれを閾値（いきち）ともいう）を設定して，p 値がそれよりも小さければ統計的に有意な活動があると報告する。

ただし，統計値画像に仮説検定法を適用する際には注意が必要である。なぜなら，一般的な仮説検定法が想定しているのは，1ボクセルの統計値への適用だからである。統計値画像には，全脳にわたって数十万ボクセルの統計値が存在する。そしてわれわれが知りたいのは，全脳（数十万ボクセル）のどこが活動しているか（どの統計値が有意か）である。このように一度に大量の統計値に対して仮説検定法を適用すると，統計的第一種過誤が爆発的に増大する。これを**検定の多重性**という。SPMでは，確率場理論に基づく多重比較補正を行うことにより，全脳の脳活動の評価に際しても正しい判断が下せるようになっている。確率場理論の数学的な詳細は本書のレベルを超えるので，ここでは実用的にSPMで可能な2種類の仮説検定法について紹介しておこう。

図6.11は，統計値画像に対して統計的仮説検定法を適用した概念図である。図(a)はあるスライスの統計値画像である。活動の強弱（統計値の大小）は画像の明暗で示されている。統計値を縦軸にとると，脳活動は山のように示すことができる（図(b)）。山の峰の部分で，特に活動の強い場所をピークといい，ピークの高さ（統計値の大きさ）に対して行われる統計評価を**ピークレベル検定**という（図(c)）。統計値画像に閾値（**クラスタフォーミング閾値**，あるいは**クラスタ定義閾値**という）を適用すると，山との境界部分（図(c)の白線部分）に広がりをもつ脳活動の集合が得られる（図(d)）。これを**クラスタ**といい，クラスタの広さ（クラスタを構成するボクセル数）に対して行われる統計評価を**クラスタレベル検定**という。SPMを使えば，これら2種類の検定方法のそれぞれに対して多重比較補正を実施できる。多重比較補正後の有意水準は，慣例として5％とすることが多い。

ピークレベル検定の特徴は，脳活動の空間的な位置を正しく評価できる能力

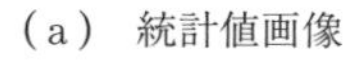

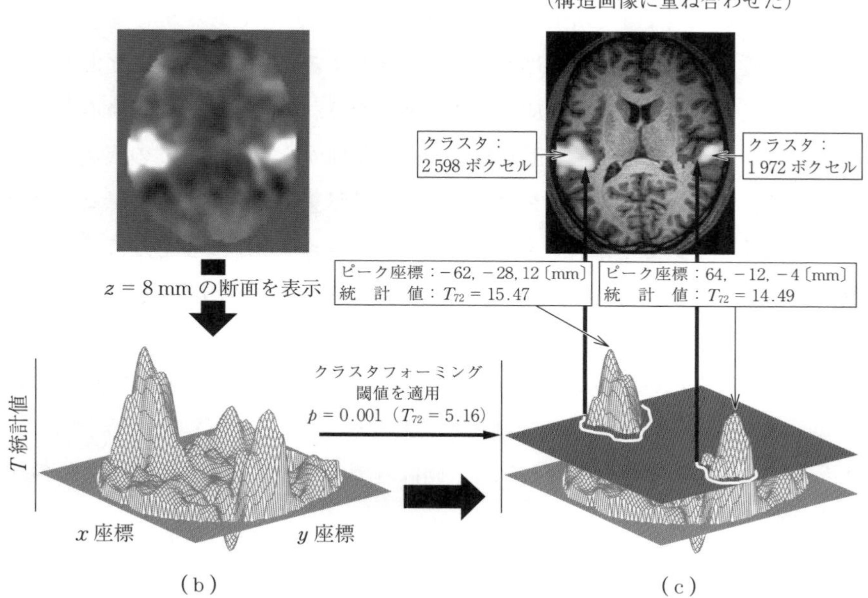

図 6.11 統計値画像と統計的仮説検定

が高いことである。ピークの位置は，前処理で空間的標準化を実施していれば，MNI 座標で報告することができる。クラスタレベル検定の特徴は，空間的な精度を犠牲にはするが脳活動を検出する能力が高いことである。ただし利用上の注意点がある。クラスタフォーミング閾値を低く設定すると統計的第一種過誤が増大する。そのため，十分に高い閾値（慣例では，$p<0.001$ が用いられる）の利用が必須である[15]。論文などで結果を報告する際には，どちらかの検定方法を実験仮説やデータの性質に照らし合わせて選択する。仮説検定の結果は，クラスタの広さとその有意確率，そのクラスタに属するピークの統計値，有意確率，座標値かならなるテーブルとして出力されるので，それを見やすい形にまとめて報告する。また閾値化された統計値画像を構造画像に重ね合わせたり（セクション表示），活動部位が大脳皮質の場合には，活動部位を模式的な脳表面に張り付けて表示したり（レンダ表示）して可視化する。

6.3.5　統計処理：集団解析

ある実験参加者で生じた脳活動が，母集団に普遍的であるかを調べるために，集団解析を行う。ここで母集団とは対象とするデータ全体のことであり，例えば，若年で健常な実験参加者全体であったり，特定の疾患を有する実験参加者全体であったりする。集団解析では，母集団から標本としての複数名の個人を抽出して，それらのデータ解析の結果から母集団の特性を推し量る。SPM の集団解析は，**変量効果モデル**（random effects model）の考え方に基づいた**要約統計法**（summary statistics）を用いて実施する。具体的な工程は個人解析と同様であり，統計モデルの作成，モデルのパラメータ推定，コントラストによる評価と統計的仮説検定である（図 6.9）。入力データは，個人解析の場合には MRI 装置で撮像された機能画像時系列データであったが，集団解析では，個人解析の結果得られたコントラスト画像（例えば，実験条件と統制条件の間の差分画像）である。

統計モデルは，1 標本 t 検定（one–sample t–test）がよく用いられる。このモデルは，個人解析のコントラスト画像を全実験参加者で平均することを意味する。個人解析と同様に，これらの計算はボクセルごとに全脳にわたって行われる。パラメータ推定後，集団解析のコントラストを用い，個人解析のコントラストで評価した脳活動（例えば，実験条件と統制条件の間の差分値）がゼロよりも大きいか，全脳で統計的仮説検定を実施する。統計評価の際，多重比較補正を考慮する点も個人解析と同様である。集団解析の結果，統計的に有意と判定された領域は，個人差がある中で母集団全体として脳活動が存在しているといえる。

集団解析には，目的に応じてさまざまな統計モデルを利用できる。そのいくつかを紹介しよう。複数の実験参加者群（例えば，患者群と健常群）で群間比較を行う場合には，2 標本 t 検定（two–sample t–test）を用いる。脳活動と行動実験や質問紙などのスコアとの間の関連性を評価する場合には，回帰分析（multiple regression model）を用いる。1 標本 t 検定では，集団解析で評価できるコントラストは 1 種類であった。集団解析においても複数のコントラストを評価できるモデルとして，フルファクトリアル（full factorial）モデルやフレキシブルファクトリアル（flexible factorial）モデルがある。これらの利用例は，後述の研究紹介で示す。

変量効果モデルに基づく解析では，実験参加者が母集団からランダムに抽出された標本として扱われる。この際，母集団に普遍的な脳活動を評価するためには，標本の規模，すなわち実験参加者の人数（サンプル数）が重要となる。過去には10数人程度の規模の実験も多く行われたが，現在では，要求される人数は増加してきており，少なくとも20〜30人，最新の研究成果では，対象とする関心領域が比較的大きな脳活動を示す場合には40人以上，中程度の場合には80人以上という算出さえある[16)〜18)]。一般的にfMRI実験は高価であり，実験参加者の人数の決定は限られた予算の中で厳しい選択を迫られることが多いであろう。しかしながら，科学的に正しく再現性も高い結論を導くためには，是非とも，可能なかぎり多くの人数を設定して実験を行ってほしい。

6.3.6 脳　地　図

解析の結果，統計的に有意と判定された脳領域については，まず解剖学的に脳のどこに位置しているか報告しなければならない。さらにその機能や今回の実験で活動した理由なども考察しなければならない。その第一歩として，適切な有意水準で閾値化した統計値画像を構造画像に重ね合わせて表示することで，脳活動領域と大脳皮質の溝・回あるいは皮質下領域の神経核などの位置関係を，視覚的に把握する。SPMでは，セクション表示（**図6.12(a)**）やレンダ表示（図(b)）が活用できる。つぎに，**脳地図**（**脳アトラス**）を用いて脳活動領域の解剖学的な名称を同定する（ラベリングという）。一般的な脳地図には，脳の切片やMRI画像をベースにしてさまざまな解剖学的名称が記入されている。過去には書籍を用いる必要があったが，最近ではデジタル化されて利便性が向上している。

前処理で空間的標準化を実施しているならば，タライラッハ座標系やMNI座標系を有した脳地図が便利である。Talairachらによるアトラスをデジタル化し

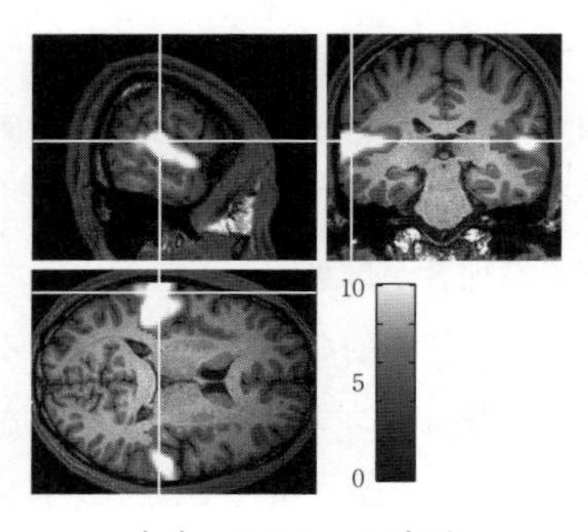

（a） セクション表示

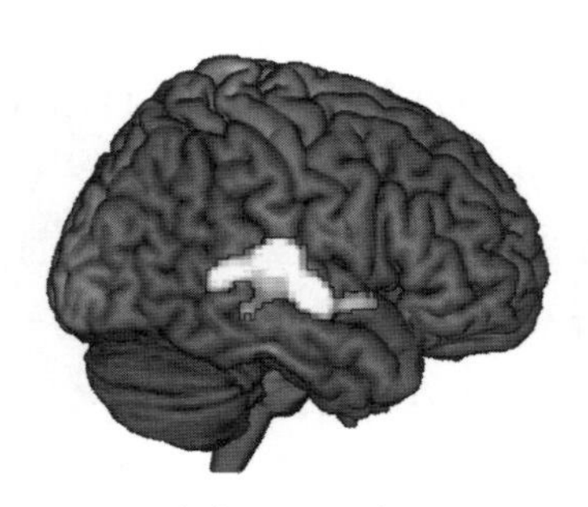

（b） レンダ表示

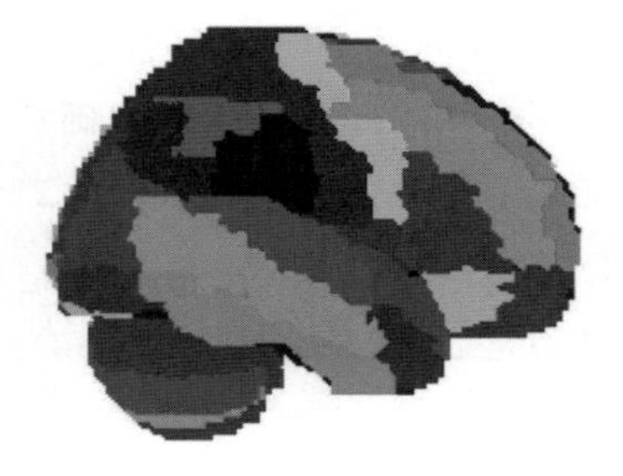

（c） AAL アトラス

x, y, z〔mm〕	ラ　ベ　ル
−62, −28, 12	Temporal_Sup_L
−66, −14, 0	Temporal_Mid_L
64, −12, −4	Temporal_Sup_R
58, −40, 4	Temporal_Mid_R

（d） AAL ツールボックスによる活動領域のラベリング

図 6.12　脳活動領域の特定

たものとしては，Talairach Software[†1]がある。専用のソフトウェアや Web サイトに活動領域のタライラッハ座標を入力すると，対応する解剖学的領域名を取得できる。注意点としては，タライラッハ座標系に基づくソフトウェアのため，SPM で得た活動領域の座標（MNI 座標系に基づく）を入力する際には，6.3.3 項で紹介した専用ソフトウェアや Web サイトにある変換ツールによってあらかじめ座標変換を実施しておく必要がある。SPM のツールボックスとして利用することのできるデジタルアトラスもある。代表的なツールボックスとして，Automated Anatomical Labeling[†2]（AAL，図（c））を使えば，SPM の解析結果（すべてのピーク座標）に対して，MNI 座標系に基づく解剖学的領域

†1　http://www.talairach.org/
†2　https://www.gin.cnrs.fr/en/tools/aal/

名を同定することができる（図(d)）。SPM Anatomy toolbox†1 は，特定の領域のみであるが，細胞構築学に基づく精度の高い領域の同定が可能である。

これらのソフトウェアは便利ではあるが，その精度に限界がある。例えば，利用に際して座標変換が必要であったり，ソフトウェアが有する解剖学的データベースが少人数（例えば１名）から構築されていたりする。そのため，実験データによっては，実際の活動領域と出力された解剖学的領域名にずれが生じる可能性もあるので，この点は注意して利用する必要がある。

解剖学的領域名が同定できたら，その領域がどのような機能を有しているのか調べる必要がある。6.2.3 項で紹介した論文データベース（PubMed）を用いた文献調査により情報収集する以外にも，近年ではオンラインデータベースを用いて，例えば，座標値からその近傍位置に活動が報告されている文献やその領域の機能を検索することも可能である。参考になる Web サイトとして，NeuroImaging–Platform†2，Neurosynth†3，BrainMap†4 がある。

6.4 研　究　事　例

fMRI 実験に必要な知識がそろったところで，聴覚・発話実験を題材に実際の研究事例を紹介しよう。

6.4.1 言語音の聴取実験の実験例

聴取実験では，MRI 撮像時の騒音により課題関連性の脳活動を正確に評価することが難しい。ここでは，6.2.4 項で説明したスパースサンプリング法を使うことで，この問題を軽減した例を紹介する。言語セラピーにおいて音声言語の理解に支障がある患者に，通常のイントネーションではなくメロディに合わ

†1 https://www.fz-juelich.de/inm/inm-1/DE/Forschung/_docs/ SPMAnatomy Toolbox/SPMAnatomyToolbox_node.html
†2 https://nimg.neuroinf.jp/
†3 https://neurosynth.org/
†4 http://www.brainmap.org/

せて話された言葉を聞き取らせることで理解を促進する，メロディックイントネーションセラピーという手法がある。メロディを伴った発話を聴取する際には，通常のイントネーションの発話の聴取とは異なる脳内の処理が行われている可能性がある。これを明らかにする目的でfMRI実験を実施し，発話の聴取に関与する脳活動をスパースサンプリング法によって撮像した[22]。本実験のデザインは要因型に基づいており，語彙意味の情報処理に関する主効果とメロディに関する主効果，およびそれらの間の交互作用を評価することができる。

実験には，特別な音楽教育を受けた経験のない20人の右利き健常実験参加者（うち15名が女性）が参加した。実験に使われた音声刺激はイントネーションをそろえた女声の発話と，その発話内容をメロディに合わせて歌ったものである。課題条件は4種類あり，30個の有意味語発話とそれにメロディを伴った刺激の聴取，および30個の無意味語発話とそれにメロディを伴った刺激の聴取である。これらの音声刺激は疑似ランダマイズされた順番で1回ずつ呈示した。実験参加者には，意味のある音声が聞こえたときに左手でボタンを押す課題を課した。反応採取のためのボタン押しを左右どちらの手で行うかは，評価したい脳活動領域やその左右半球への偏りによって決める。例えば，本課題では，言語処理に関与する左の運動関連領域の活動とボタン押しによる同領域の活動とが重ならないようにという配慮から，左手でのボタン押し課題（右の運動関連領域が活動する）を課している。

fMRI実験の前には，刺激音声への慣れを目的としてサンプル刺激を使った行動実験を行った。騒音の大きなMRI装置は，聴取実験にはあまり理想的な実験環境とはいえない。事前の練習は実験精度の向上に役立つだけでなく，行動実験のデータをfMRI実験中のそれと比較することで，実験参加者がfMRI実験中にも正しく反応できていることが確認できる。本実験では，fMRI実験中の平均正答率が96％と高成績であり，事前練習の効果があったといえよう。実験刺激は刺激呈示制御プログラム（Presentation）によりMRI装置用のヘッドホンを使って呈示された。MRIの撮像は，3TのMRI装置を用いてスパースサンプリング法により実施された。TRは6秒であり，そのうち撮像期間が3

秒で，撮像音のない3秒間のサイレント期間に音声刺激を呈示した。総撮像時間は18分30秒であった。

解析にはSPMを用いて標準的な前処理と統計処理（6.3節）を行ったが，以下の二点に配慮した。撮像法としてスパースサンプリング法を用いているため，前処理のスライスタイミング補正では，TRではなくTA，すなわち一つのボリュームデータの取得に要した3秒間の時間的中央を参照時点としている。また，体動の影響を取り除くため，個人解析の統計モデルにリアラインで推定された体動の時系列データを回帰子として加えた。個人解析のパラメータ推定を実施し，有意味語のメロディ発話の聴取，有意味語の通常発話の聴取，無意味語のメロディ発話の聴取，無意味語の通常発話の聴取の四条件について，対ベースラインのコントラスト画像を推定した。集団解析では各実験参加者のこれら四条件のコントラスト画像をフルファクトリアルモデルで解析した。なお，フルファクトリアルモデルを反復測定の分散分析型モデル（実験参加者に複数の実験条件を課したデータを解析する型の分散分析）として利用するため，SPMのデフォルト設定を一部変更しなければならない（具体的には，誤差項の独立性が成立しない設定に変更する）。

活動領域のラベリングにはAALを用いた。結果として，語彙意味要因の主効果として有意味語の聴取 vs. 無意味語の聴取のコントラストにより左の縁上回，下頭頂小葉，両側の島皮質，補足運動野などに有意な活動が見られた。メロディ要因の主効果としてメロディ発話の聴取 vs. 通常発話の聴取のコントラストにより左側優位の上中側頭回やヘッシェル回，補足運動野，一次運動野，体性感覚野などに活動が見られた。語彙意味要因とメロディ要因の交互作用があり，有意味語のメロディ発話の聴取時には，通常発話の聴取時に比べて，シルビウス溝近傍の頭頂–側頭領域を含む運動–感覚ネットワークがより活発に活動していることが示された。

これらの領域は，聴覚と発話運動の統合に関与する領域ともいわれているが，発話よりも楽音の聴取時に活動が高くなるという報告もある。著者らは，語彙意味情報がメロディと同時に入力されたため，これらの領域の活動が高まり，聴覚と発話運動の統合が促進され，運動プライミングや調音運動がよりスムーズに働く可能性を考察した。本研究成果により，メロディックイントネーションセラピーは発話運動を誘発する効果が高く，例えば，ブローカ失語症患者の発話訓練で利用することにより，発話機能ばかりでなく言語機能回復への治療効果が期待できることが示唆された。

6.4.2　発話実験の実験例

すでに前で述べたとおり，発話実験は課題遂行時に顎の動きが生じるため，fMRI 実験との相性があまりよくない。体動の影響を軽減して発話実験を行う方法としては，6.2.4 項で説明したスパースサンプリング法を用いる方法がある。しかしこの方法では課題遂行時間が長くなり，実験参加者の負担も増加するという問題があった。ここでは，実際の発話ではなく内語（ないご）発話（声を出さないで発話を行う）を用いることで，体動の影響を避けつつ発話生成時の脳活動を計測した例を紹介しよう。

発話運動に関与するとされる運動野，基底核，小脳の各領域が発話運動生成時に果たす役割の違いを調べるため，異なる速度で音素生成を行う際の脳活動を計測した[23)]。本実験のデザインは相関型に基づいており，課題は異なる三つの速度（2.5，4.0，5.5 Hz）でのシラブル「ta」の内語発話とした。発話速度を統制するため，実験参加者には，練習として事前に指示速度で発話された「ta」音声を録音したものを，ヘッドホンで聴取させながら発話させた。実験は 3 ランからなり，各ランでは単一の速度条件のみを呈示した。各ランは，50 秒の課題ブロックと 50 秒の安静ブロックを交替し，それぞれ 4 回ずつ合計 8 回繰り返した。解析は相関型の実験デザインに基づいて，個人解析では各発話速度条件と安静条件の比較を行ってコントラスト画像を作成，その後，集団解析では，回帰分析のモデル設定を利用し，シラブルの生成速度に相関して活動が増加する領域を調べた。その結果，運動野の活動は発話速度と相関して高くなったが，基底核の活動は発話速度が遅い二条件のほうが高かった。また，小脳の活動は発話速度の速い二条件のみ検出された。著者らは，発話運動のコントロールに関与する脳内でのシステムに，発話速度によって異なるサブシステムが存在する可能性を考察した。

6.4.3 リアルタイム MRI と fMRI を併用した実験例

6.1.1 項では MRI が脳を含む形態情報を可視化できる技術であることを紹介した。もしも MRI 装置によって経時的に形態の変化を撮像することができれば，例えば，発話運動といった生体の動的な側面の解明に MRI を利用することができる。こういった形態撮像技術を**リアルタイム MRI** という[24)]。ここで紹介する研究事例は，発話器官の形態を計測するリアルタイム MRI と脳機能を計測する fMRI を同一実験内で用いた発展的研究である。本研究では，発話時の発話器官の形態変化と発話準備時の脳活動の両方を計測，それらの間の関連性を解析することで，発話生成のために脳内で行われる運動の準備から実際の発話運動への変換が，どのように行われているのかについて解明を試みた[25)]。

MRI 実験の前に，イギリス英語話者に母語にある母音（/i/, /a/）とそれに似ているが母語にない円唇化母音（/y/, /œ/）を刺激音として，刺激音聴取とその模倣発話を繰り返すトレーニング行った。リアルタイム MRI 撮像時には，トレーニングずみの刺激音とトレーニングを行っていない刺激音を用いて，刺激音聴取と刺激音の模倣発話課題を行い，発話時の発話器官の動きをリアルタイム MRI により動画撮像した。fMRI 実験では，実験参加者に対して呈示された刺激音を聞くだけの課題，聞いた後に模倣して発話する課題を課した。聴取時の撮像音や発話時の体動の影響を排除するため，スパースサンプリング法を用いた。解析は，**表象類似度解析**（representational similarity analysis：**RSA**）に基づく[26)]。

RSA は，これまで説明してきた解析法が局所的な脳活動量を対象としていたのとは異なり，脳活動の空間的活動パターンを対象とした解析法である。一般的には，実験刺激ペア間である脳領域の活動パターンの類似度（あるいは非類似度）を計算し，複数の実験刺激間でこれを繰り返して類似度行列（あるいは非類似度行列）を構築し，それにより脳活動パターンに埋め込まれた情報表現の特徴を解析する。この手法を，視覚実験の例で具体的に説明してみよう。まず，さまざまな内容をもった多数の視覚刺激を実験参加者に呈示する。視覚野の活動パターンに注目し，A刺激の活動パターンとB刺激の活動パターンの相関係数を計算する。これをA刺激とC刺激の間で，B刺激とC刺激の間で，と繰り返すと非対角成分に視覚刺激ペア間での活動パターンの類似度（相関係数）をもつ類似度行列が構築される。類似度行列（多くの場合，単位行列から類似度行列を引き算することで得られる非類似度行列を用いる）に対して多次元尺度構成法などの多変量解析を適用することにより，例えば，視覚刺激を似た者どうし（顔，体，物体，景色など）で分類するといったことが可能である。

本研究ではRSAを発展的に利用しており，脳活動に基づく神経活動類似度と発話器官の動的な形態変化に基づく声道形状類似度，あるいは刺激音の音響特性類似度を比較することにより，それらの間の情報表現の関連性を評価した。解析では，SPMを用いて通常の脳活動量に基づく解析を行い，発話の感覚運動変換や模倣に関わる関心領域を特定した後，神経活動類似度行列は，発話準備を行っているときの脳活動パターンから母音間の類似度を計算して構築した。声道形状類似度行列は，リアルタイムMRI画像から母音発話時の声道形状の類似度を計算して構築した。同様に刺激音の音響特性類似度行列は，母音間のフォルマント周波数の類似度を計算して構築した。その結果，体性運動野，小脳，海馬における神経活動類似度が，声道形状類似度や刺激音の音響特性類似度により説明できることが示された。本研究より，発話運動生成に関わる脳機能と発話器官の構造や音声データ特性との間の関連性が初めて明らかになった。

このような研究は，特殊な撮像法を利用するため，読者が利用している計測環境では実施できないかもしれない。しかしながら，形態計測と脳機能計測という異なるモダリティの計測技術を融合させることで新たな知見が得られる好例として，紹介した。

6.5 fMRI を学ぶための参考情報

fMRI のより詳細な原理やソフトウェアを使った実際の手順に関心をもった読者に対し，fMRI に関する教科書と解析を自習するためのサンプルデータの入手先や講習会情報について紹介する。MRI の原理については，荒木ら[19)]の教科書が詳しい。fMRI の原理から実験デザイン，データ解析を日本語で自習するための教科書としては，福山らの訳本[20)]がよいであろう。本書は，海外の関連学部や大学院で標準的に用いられている Huettel らの教科書[21)]の訳本であり，fMRI を学ぶための最適な教科書である。版を重ねることに内容の更新と最新の話題が加わっている。余力があれば，英語の専門用語の理解のために原書にも挑戦してほしい。

データ解析スキルを会得するには，詳しい解析手順書のあるサンプルデータを自分で解析してみるのがよい。その際に役に立つ Web サイトを紹介しよう。SPM の Web サイトには，SPM の開発者たちが開催している fMRI データ解析についての講習会の資料一式[†1]が公開されている。講義スライドやその録画ビデオが公開され，さらにサンプルデータと解析手順書もダウンロードできる。なお本 Web サイトからは，SPM に関する役立つ情報も得ることができる。例えば，ソフトウェアのアップデートに関する情報，解析方法の理論的背景を知ることができる学術論文のダウンロード，開発者に直接質問ができるメーリングリストなどである。ニューロイメージング研究のためのデータベースサイトである NeuroImaging–Platform（NIMG–PF）には，SPM の日本語解析マニュアル[†2]が公開されている。

日本国内で定期的に開催されている fMRI データ解析の講習会を紹介しよう（2021 年現在）。生理学研究所で開催されている生理科学実験技術トレーニン

†1 https://www.fil.ion.ucl.ac.uk/spm/course/
†2 https://nimg.neuroinf.jp/modules/nimgdocs/tutorials/

グコース[†1]の中に，「SPM を用いたヒト脳の fMRI データ解析入門」がある。また ATR 脳活動イメージングセンター[†2]では「fMRI 脳機能画像解析入門」と「実践刺激呈示プログラミング」が開催されている。いずれも詳細については，各 Web サイトにアクセスして確認すること。

以上，fMRI 実験に必要な基本的な知識を解説した。fMRI 実験は，撮像時の騒音の影響や，実験参加者の動きの回避など，聴覚研究や発話研究での利用には制約も多いが，高空間解像度という原理的な利点に加え，豊富な解析法により多面的に現象を評価できるし，さらに教育資源の充実など初心者が取り組みやすい環境も整っている。読者の方々には，行動実験だけではわからない疑問を fMRI 実験によって探索することに，是非ともチャレンジしてほしい。

引用・参考文献

1) Ogawa, S., Lee, T.M., Nayak, A.S. and Glynn, P.：Oxygenation–sensitive contrast in magnetic resonance image of rodent brain at high magnetic fields, Magn. Reason. Med., **14**(1), pp.68–78（1990）
2) Ogawa, S., Tank, D.W., Menon, R., Ellermann, J.M., Kim, S.G., Merkle, H. and Ugurbil, K.：Intrinsic signal changes accompanying sensory stimulation: functional brain mapping with magnetic resonance imaging, Proc. Natl. Acad. Sci. USA, **89**(13), pp.5951–5955（1992）
3) Logothetis, N.K.：What we can do and what we cannot do with fMRI, Nature, **453**(7197), pp.869–878（2008）
4) 北村達也，正木信夫，島田育廣，藤本一郎，赤土裕子，本多清志：光マイクロホンを用いた MRI 撮像時の騒音測定，日本音響学会誌，**62**(5)，pp.379–382（2006）
5) Friston, K., Price, C., Buechel, C. and Frackowiak, R.：Human Brain Function, Frackowiak, R.S.J., Friston, K.J., Frith, C.D., Dolan, R.J., and Mazziotta, J.C., Eds., Chap.8, A Taxonomy of Study Design, pp.141–159, Academic Press（1997）
6) Henson, R.：Statistical Parametric Mapping: The Analysis of Functional Brain Images, Penny, W.D., Friston, K.J., Ashburner, J.T., Kiebel, S.J. and Nichols, T.E., Eds., Chap.15, Efficient Experimental Design for fMRI, pp.193–210, Academic Press（2006）

†1　https://www.nips.ac.jp/
†2　https://baic.jp/

7) Scheffler, K., Bilecen, D., Schmid, N., Tschopp, K. and Seelig, J.：Auditory cortical responses in hearing subjects and unilateral deaf patients as detected by functional magnetic resonance imaging, Cerebral Cortex, **8**(2), pp.156-163（1998）
8) Edmister, W.B., Talavage, T.M., Ledden, P.J. and Weisskoff, R.M.：Improved auditory cortex imaging using clustered volume acquisitions, Human Brain Mapping, **7**(2), pp.89-97（1999）
9) Hall, D.A., Haggard, M.P., Akeroyd, M.A., Palmer, A.R., Summerfield, A.Q., Elliott, M.R., Gurney, E.M. and Bowtell, R.W.："Sparse" temporal sampling in auditory fMRI, Human Brain Mapping, **7**(3), pp.213-223（1999）
10) Penny, W.D., Friston, K.J., Ashburner, J.T., Kiebel, S.J. and Nichols, T.E.：Statistical Parametric Mapping: The Analysis of Functional Brain Images, Academic Press（2006）
11) Talairach, J. and Tournoux, P.：Co–planar Stereotaxic Atlas of the Human Brain: 3rd Proportional System: an Approach to Cerebral Imaging, Thieme Medical Pub.（1988）
12) Brett, M., Christoff, K., Cusack, R. and Lancaster, J.：Using the talairach atlas with the MNI template, NeuroImage, **13**, S85（2001）
13) Lancaster, J.L., Tordesillas–Gutiérrez, D., Martinez, M., Salinas, F., Evans, A., Zilles, K., Mazziotta, J.C. and Fox, P.T.：Bias Between MNI and Talairach Coordinates Analyzed Using the ICBM–152 Brain Template, Human Brain Mapping, **28**(11), pp.1194-1205（2007）
14) Lacadie, C.M., Fulbright, R.K., Rajeevan, N., Constable, R.T., Papademetris, X.：More accurate Talairach coordinates for neuroimaging using non–linear registration, Neuroimage, **42**(2), pp.717-25（2008）
15) Flandin, G. and Friston, K.J.：Human Brain Mapping, **40**(7), pp.2052-2054（2019）
16) Desmond, J.E. and Glover, G.H.：Estimating sample size in functional MRI (fMRI) neuroimaging studies: statistical power analyses, J. Neurosci. Methods, **118**(2), pp.115-128（2002）
17) Thirion, B., Pinel, P., Mériaux, S., Roche, A., Dehaene, S. and Poline, J.B.：Analysis of a large fMRI cohort: Statistical and methodological issues for group analyses, Neuroimage, **35**(1), pp.105-120（2007）
18) Geuter, S., Qi, G., Welsh, R.C., Wager, T.D. and Lindquist, M.A.：Effect Size and Power in fMRI Group Analysis, bioRxiv 295048（2018）
19) 荒木　力：決定版 MRI 完全解説 第 2 版，学研メディカル秀潤社（2014）
20) 福山秀直：fMRI ―原理と実践―，メディカルサイエンスインターナショナル（2016）

21) Huettel, S.A., Song, A.W. and McCarthy, G.：Functional Magnetic Resonance Imaging, 3rd Ed., Sinauer（2014）
22) Méndez Orellana, C.P., van de Sandt-Koederman, M.E., Saliasi, E., van der Meulen, I., Klip, S., van der Lugt, A. and Smits, M.：Insight into the neurophysiological processes of melodically intoned language with functional MRI, Brain and Behavior, **4**(5), pp.615-625（2014）
23) Wildgruber, D., Ackermann, H. and Grodd, W.：Differential Contributions of Motor Cortex, Basal Ganglia, and Cerebellum to Speech Motor Control: Effects of Syllable Repetition Rate Evaluated by fMRI, NeuroImage, **13**, pp.101-109（2001）
24) Masaki, S., Tiede, M.K., Honda, K., Shimada, Y., Fujimoto, I., Nakamura, Y. and Ninomiya, N.：MRI–based speech production study using a synchronized sampling method, Journal of the Acoustical Society of Japan (E), **20**(5), pp.375-379（1999）
25) Carey, D., Miquel, M. E., Evans, B.G., Adank, P. and McGettigan, C.：Vocal Tract Images Reveal Neural Representations of Sensorimotor Transformation During Speech Imitation, Cerebral Cortex, **27**(5) pp.3064-3079（2017）
26) Kriegeskorte, N., Mur, M. and Bandettini, P.：Representational similarity analysis —connecting the branches of systems neuroscience, Front. Syst. Neurosci., **2**, Article4（2008）

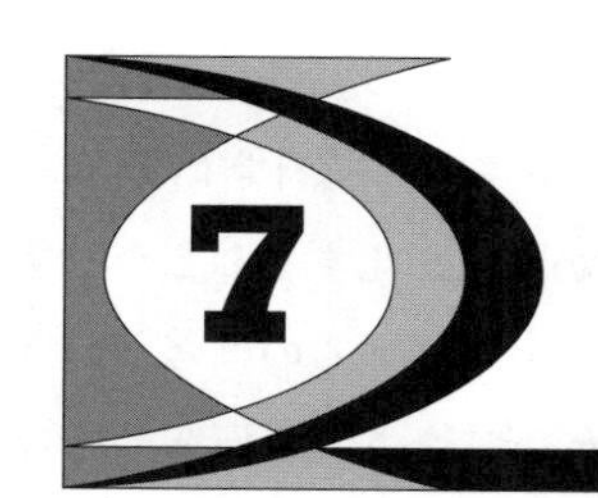

研究倫理と安全

7.1　脳機能研究における研究倫理とは

人を対象とする脳機能研究において，研究参加者の人権を保護することと研究の公正性は，倫理の両輪である。

研究参加者の人権保護は，従来，人を対象とする医学研究の倫理において発展してきた。1979年，アメリカ「生物医学および行動学研究の対象者保護のための国家委員会」が提示した**ベルモント・レポート**は，人を対象とする医学研究における倫理的配慮に関する原則を提示している[1)]。ベルモント・レポートでは，総則として診療と研究の境界について説明がなされた後，人格の**尊重原則**，**善行原則**，**正義原則**という**研究倫理の三原則**が挙げられている。

7.1.1　自律尊重とインフォームドコンセント

人格の尊重原則の思想的背景は，現代にもなお影響を及ぼしつづける18世紀のドイツ（当時プロイセン）の哲学者イマニュエル・カントの哲学である。カントは，理性が命じる倫理的要請として「自分の人格のうちにも他の誰もの人格のうちにもある人間性を，自分がいつでも同時に目的として必要とし，決してただ手段としてだけ必要としないように，行為しなさい」と論じる[2)]。脳機能研究が最終的に目指すゴールはもちろん人の脳機能の解明であり，当然ながらそのために動物を対象とする研究を実施することはあるが，どうしても人を対象として研究を行わなければならない場合がある。どうしてもそのような場合，人を研究のための手段として用いざるを得ないのである。カント哲学が問題としているのは，人を手段として「だけ」用いるような脳科学研究である。そうした脳科学研究は，カントの倫理学の観点から正当化することができない。では，果たして手段として「だけ」に用いないといいうるのはどういう場合だろうか。それは，研究参加者の自発的な同意の下になされる研究の場合である。その同意は単なる同意ではなく，「自発的」な同意というところにアクセントが置かれなければならない。研究参加者が，自ら研究参加することで脳機能の理解の進捗に伴う人類の知識の増進，およびそれによって達成される幸福を願い，研究に参加することを自分の良心から望むとき，研究参加者は研究を通して手段としてだけには用いられず，同時に目的として用いられるということになる。

7.1.2　善行とリスク，侵襲性

「善いことをなせ」という**善行原則**は，研究による利益を最大化すること，損益を最小化すること，すなわち研究に関するリスク・ベネフィット評価を含意する。しかしながら，この**リスク・ベネフィット評価**は，そもそもリスクを負う者とベネフィットを享受する者が同一の人であるからこそ，まっとうな仕方で評価を行うことができる。例えば，病気の治療法の選択などがそれに当たる。患者は自分の価値観，そのときの状況に応じてベネフィットに見合ったリスクを負う。

研究の場合も同様に，リスクの最小化とベネフィットの最大化が目指される。しかし，研究の場合は，リスクの最小化とベネフィットの最大化を同じ軸に乗せることは基本的にできない。確かに，脳機能研究の中には，研究参加者に直接的な利益をもたらすものも多い。例えば，発話に関する障害の緩和を目的とする研究であれば，研究参加者はその研究参加を通じて発話に関する状態を改善させることもありうる。しかし，その一方で，研究参加者に直接的な利益をまったくもたらさないデザインの脳機能研究も多くありうる。そもそも研究という活動のベネフィットに数え入れられるべきものは，研究を通して得ら

れる知見の学問的価値と，その知見によってもたらされる将来の人類の幸福である。

したがって，研究におけるリスク・ベネフィット評価は，リスク評価とベネフィット評価とを切り分ける必要がある。リスクは研究参加者が負う，身体的・社会経済的なリスクである。身体的リスクとは，研究参加者の研究参加によって生じる健康被害を指す。脳画像研究において放射性物質を含む造影剤を使用する場合などは著しく注意が必要であり，研究参加者の健康を損なうことのないよう，慎重な研究計画の立案が求められる。研究の中には，身体的リスクそれ自体を研究対象にするものも含まれる（安全性の試験）。その際でも，前臨床試験を積み重ねることで，リスクを少しでも低減するように，研究参加者の安全確保のための措置があらかじめ講ぜられることが望まれる。また，身体的リスクの中には，精神神経的リスクも考慮に入れる必要がある。例えば，過去の精神的な傷にふれるような質問項目を含む質問紙を使用した研究を実施する際には，細心の注意を要する。

こうした身体的リスクは，研究参加者に一様のものではない。例えば，MRIを使用した研究を実施する際，閉所に恐怖心を感じる研究参加者とそうでない者とでは，研究参加によるリスクが異なる。このことは，社会経済的リスクについても同様である。研究参加によって生じる社会経済的リスクの典型例は，研究参加によって必要とされる時間的拘束とそれに伴う労働時間の減少である。また，研究参加によってスティグマ化が助長されるようなことがあれば，それは研究参加によって生じる社会的リスクに組み入れられる。こうした研究参加者が負う社会経済的リスクもまた，研究参加者それぞれが置かれた社会経済的状況に即して吟味されなければならない。

7.1.3 研究における正義

研究における**正義原則**の適用は，研究参加者の公正な選抜という側面が強調される。日本でも戦後すぐに問題となった精神科のとりわけ閉鎖病棟での臨床研究などは，研究参加者の公正な選抜の観点から問題提起される最たる例である。また，研究参加者として学生や研究室の後輩を組み入れるといったドメスティックな研究も，研究参加者の公正な選抜という観点から注意が必要となる事例だろう。さらには，研究者が自分自身を研究対象とする self–experimentation についても，公正さの観点から問題となる可能性があるかもしれない。

さらに，研究における正義という文脈においては，利益相反管理やリサーチ・インテグリティにも言及される。これらは，研究資源の公正な分配に関係している。また，近年では，複数の研究プロジェクトが研究資源の使用について競合する場合，どのような仕方で研究プロジェクトどうしの優劣を判定し，それに応じて優先的な研究資源の使用を認めるか，についての論考がなされている[3)]。

7.2　倫理審査，安全審査の必要性と実際

7.2.1　日本における研究倫理審査

研究倫理審査は，人を対象とする医学系研究を中心に制度設計がなされてきた。2000 年以降，医学系研究に関するいくつかのガイドラインが制定され，現在ではある程度包括的なガイドラインとして「**人を対象とする生命科学・医学系研究に関する倫理指針**」（2021 年）が運用されている。研究者が研究を行う際に前もって研究倫理審査を受ける必要があるということは，こうしたガイドラインで定められている。

研究倫理審査の基本は，同僚の研究者によるピアレビューと，倫理審査委員会が設置されている研究施設と利害関係を有しない外部者による評価である。この 20 年で，日本各地の医学系大学，病院における研究倫理審査委員会の設置は急速に拡大した。脳機能研究の中には，将来の医療の発展に資するという意味で医学系研究と分類されるものも多いが，一部の心理学研究，認知科学研究などは必ずしも無理に医学系研究に分類される必要がない。しかし，たとえ明確に医学系研究には区分されないとしても，「人を対象とする生命科学・医学系研究に関する倫理指針」に準拠する方法で，施設の研究倫理審査委員会に

よる審査を受けることが望ましい。

7.2.2 脳機能研究における倫理審査の要点：科学的妥当性

研究倫理審査は，科学的妥当性，倫理的妥当性の両面から研究計画を審査する。研究機関ごとに所定の様式があることが多いが，基本的には最低限の書類として，研究計画書と説明同意文書のセットが研究倫理審査に必要である。

研究倫理審査のポイントを概観すると，科学的妥当性に関しては主に研究背景，研究目的，その目的に応じた研究方法が審査される。研究計画書を作成する際には，適宜文献を参照しつつ，他の専門分野の研究者にも理解可能なように明晰な記述を心掛ける必要がある。さらに，説明同意文書は研究参加者の脆弱性にも十分配慮しながら，より容易に理解可能な文章を作成すべきである。ここでの審査のポイントは，研究背景が十分に説明されていること，研究目的が明確であること，その目的に応じた研究デザインが組まれていることである。とりわけ，リクルートする研究参加者数の統計学的妥当性については，しばしば議論の対象となる。

7.2.3 脳機能研究における倫理審査の要点：倫理的妥当性

倫理的妥当性については，リスク評価とその低減法，説明同意文書，個人情報保護の方針，偶発的所見など，個別の研究結果に関する取扱いといった項目が議論の対象となる。リスク評価は，研究倫理審査委員会の主要な業務である。

研究参加者の安全を確保するために，研究によって生じるリスクを可能なかぎり低減させることを目的とし，研究デザインにも踏み込んだ検討がなされる。例えば，研究参加者の健康状態への介入を伴う研究であれば，その介入が本当に必要かどうか，観察研究で代用することはできないのかどうか，未成年者を含む研究であれば，本当に未成年者を研究に組み入れる必要があるのかどうか，認知能力の低下が見られたり精神疾患に罹患していたりする研究参加者を組み入れる研究ならば，本当にその必要があるのかどうか，採血など侵襲を伴う研究であれば，採血量を少なくするなどより侵襲性の低いデザインは可能かどうか，研究参加のための時間をもっと短くすることは可能かどうか，などである。こうした研究によって研究参加者に生じうるリスクの低減の検討が，研究倫理審査委員会の場においてなされるべきである。

説明同意文書は，研究参加者個別の状況に合わせて，十分に理解可能なように配慮されなければならない。未成年者を対象とする研究，あるいは研究参加に関する判断能力が失われてしまっている者を対象とする研究を実施する場合には，多くの場合，代諾者による同意が要請される。代諾者によって研究参加の同意がなされる場合であっても，研究参加者本人に対してもできるかぎりの説明がなされるべきであり，特に未成年者に対するその努力は**インフォームドアセント**とも呼ばれる。発達に応じたアセントのフォームを作成し（例えば，小学校低学年用，高学年用，中学生用など），適切な説明が提供される必要がある。

一般的に，個人情報保護については，個人情報保護法の基本的精神に則り，個人情報の機微に応じて研究参加者の個人情報を保護する必要がある。さらに，ここでは脳機能研究に特徴的なプライバシーおよび個人情報について，いくつか付言しておきたい。脳は心の座であり，脳機能研究は人の心についての研究である。心の働きは，他者からは容易に知られず，自分自身が特権的にアクセスしうる。そのため，心の働きは，人のプライバシーそのものに他ならない。脳機能研究は遅かれ早かれ，いずれそうした個人的に秘匿される心の働きにアプローチすることになる。そう考えると，脳機能研究に携わる研究者は，研究の対象が脳のみならず同時に心であるということをつねに意識しなければならない。また，脳機能研究に特徴的な個人情報保護への配慮として，人を対象とするMRIなどの脳画像研究において，画像から構成可能な人の顔の表面形状の保護についても，挙げることができる。

偶発的所見とは，脳画像研究において偶然発見される脳血管の奇形や脳腫瘍など，研究参加者の健康に影響しうる所見のことを指す。現行の指針「人を対象とする生命科学・医学系研究に関する倫理指針」においては，こうした偶発的所見が見つかった際の対処法について研究計画書に明記すべきことが定められている。調査によると，研究者よりも一般の市民のほうが，偶発的所見が発見された場合の医療的サポートとしてより手厚い方策を希望している[4]。そのことからも，研究体制において状況が許すかぎり，医師へのアクセスの確保など，研究参加者のベネフィットを向上させるような方策を事前に定めておくことが望ましい。

7.3 まとめ

脳機能研究の倫理の基礎には，前述のとおり，医学研究の倫理の三原則と呼ばれる人格の尊重原則，善行原則，正義原則が存する。こうした原則から，インフォームドコンセント，リスク・ベネフィット評価，公正な研究参加者の選定，公正な研究遂行といったルールが導かれ，それを担保するものとして研究倫理審査委員会が機能している。筆者は，これまで多くの脳機能研究の研究倫理審査に携わる機会を得てきた。その経験から，とりわけ脳機能研究の研究倫理審査においては，研究目的の明確化，研究参加者数の設定の統計学的根拠といった科学的妥当性に関わる部分，またリスク評価とその低減法，説明同意文書の理解可能性，脳機能研究が心の研究であるということを意識したプライバシーと個人情報保護，偶発的所見への対処といった倫理的妥当性に関わる部分，などへの配慮が必要不可欠であることを強く感じている。

引用・参考文献

1) The National Commission for the Protection of Human Subjects of Biomedical and BehavioralResearch. 1979. The Belmont Report: Ethical Principles and Guidelines for the Protection of Human Subjects of Research：https://www.hhs.gov/ohrp/regulations-and-policy/belmont-report/read-the-belmont-report/index.html (accessed onOctober 29, 2021)；日本語版については，福岡臨床研究倫理審査委員会ネットワーク 訳「ベルモント・レポート ―研究対象者保護のための倫理原則および指針」：http://www.med.kyushu-u.ac.jp/recnet_fukuoka/houki-rinri/pdf/belmont.pdf（最終アクセス日，2021 年 10 月 29 日）

2) イマニュエル・カント（平田俊博 訳）：人倫の形而上学の基礎づけ，カント全集 7，岩波書店，p.65（2000）
3) Jecker, N.S., Wightman, A.G., Rosenberg, A.R. and Diekema, D.S.：Ethical Guidance for Selecting Clinical Trials to Receive Limited Space in an Immunotherapy Production Facility, American Journal of Bioethics, **18**(4), pp.58-67（2018）
4) Fujita, M., Hayashi, Y., Tashiro, S., Takashima, K., Nakazawa, E. and Akabayashi, A.：Handling incidental findings in neuroimaging research in Japan: current state of research facilities and attitudes of investigators and the general population, Health Research Policy and Systems, **12**(1), p.58（2014）

索　　引

【け】

【こ】

【さ】

【し】

【す】

【せ】

【そ】

【た】

【ち】

【て】

【と】

【な】

【に】

【の】

【は】

【ひ】

【ふ】

【へ】

—— 編著者・著者略歴 ——

今泉　　敏（いまいずみ　さとし）

1970 年　福島工業高等専門学校電気工学科卒業
1972 年　山梨大学工学部電気工学科卒業
1974 年　東北大学大学院工学研究科修士課程修了（電気及通信工学専攻）
1977 年　東北大学大学院工学研究科博士課程修了（電気及通信工学専攻）
　　　　工学博士
1978 年　近畿大学助手
1984 年　東京大学助教授
2001 年　広島県立保健福祉大学教授
2005 年　県立広島大学教授
2015 年　県立広島大学名誉教授
2017 年　東京医療学院大学教授
　　　　現在に至る

軍司　敦子（ぐんじ　あつこ）

1996 年　茨城大学教育学部養護学校教員養成課程卒業
1998 年　茨城大学大学院教育学研究科修士課程修了（障害児教育学専攻）
2001 年　総合研究大学院大学生命科学研究科博士課程修了（生理学専攻）
　　　　博士（理学）
2001 年　岡崎国立共同研究機構生理学研究所日本学術振興会特別研究員
2001 年　老人医療ベイクレストセンタ附属ロットマン研究所（トロント大学，カナダ）研究員（兼任）
2004 年　国立精神・神経センター精神保健研究所研究職
2014 年　横浜国立大学准教授
2020 年　横浜国立大学教授
　　　　現在に至る

皆川　泰代（みながわ　やすよ）

1993 年　国際基督教大学教養学部語学科卒業
1996 年　国際基督教大学大学院比較文化研究科修士課程修了（日本語学・日本語教育学専攻）
2000 年　東京大学大学院医学系研究科博士後期課程修了（脳神経医学専攻）
　　　　博士（医学）
2004 年　慶應義塾大学科学技術振興機構研究員
2008 年　慶應義塾大学特任准教授
2013 年　慶應義塾大学准教授
2017 年　慶應義塾大学教授
　　　　現在に至る

能田由紀子（のうた　ゆきこ）
1993 年　京都大学理学部卒業
1995 年　京都大学大学院理学研究科修士課程修了（動物学専攻）
2000 年　京都大学大学院理学研究科博士課程修了（生物科学専攻）
　　　　博士（理学）
2000 年　国際電気通信基礎技術研究所研究員
2006 年　株式会社 ATR–Promotions 脳活動イメージングセンタ研究員
2011 年　神戸大学客員教授（兼任）
～16 年
2013 年　株式会社 ATR–Promotions 脳活動イメージングセンタ非常勤研究員
2016 年　神奈川工科大学非常勤講師（兼任）
～20 年
2017 年　国語研究所非常勤研究員（兼任）
　　　　現在に至る

河内山隆紀（こうちやま　たかのり）
1997 年　名古屋大学理学部物理学科卒業
1999 年　京都大学大学院人間・環境学研究科修士課程修了（人間・環境学専攻）
2003 年　京都大学大学院人間・環境学研究科博士課程単位取得退学（人間・環境学専攻）
2003 年　香川大学助手
2005 年　博士（人間・環境学）（京都大学）
2007 年　株式会社 ATR–Promotions 脳活動イメージングセンタ研究員，研究コンサルタント
2009 年　岡山大学非常勤講師（兼任）
2010 年　京都大学非常勤講師（兼任）
2011 年　京都大学霊長類研究所研究員
2013 年　株式会社 ATR–Promotions 脳活動イメージングセンタ研究員，研究コンサルタント
　　　　現在に至る

中澤　栄輔（なかざわ　えいすけ）
2000 年　日本大学文理学部独文学科卒業
2006 年　東京大学大学院総合文化研究科修士課程修了（広域科学専攻）
2009 年　東京大学大学院総合文化研究科博士課程単位取得退学（広域科学専攻）
2009 年　東京大学特任研究員
2011 年　東京大学特任助教
2013 年　博士（学術）（東京大学）
2013 年　東京大学助教
2017 年　東京大学講師
　　　　現在に至る

聴覚・発話に関する脳活動観測
Brain Activity Observation for Speech and Hearing Science

2022年9月16日 初版第1刷発行

検印省略

編　　者　一般社団法人 日本音響学会
発 行 者　株式会社 コロナ社
　　　　　代表者 牛来真也
印 刷 所　新日本印刷株式会社
製 本 所　牧製本印刷株式会社

112-0011 東京都文京区千石 4-46-10
発行所 株式会社 **コロナ社**
CORONA PUBLISHING CO., LTD.
Tokyo Japan
振替00140-8-14844・電話(03)3941-3131(代)
ホームページ https://www.coronasha.co.jp

ISBN 978-4-339-01164-7 C3355 Printed in Japan (金)

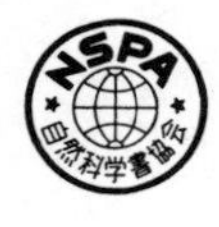

「音響学」を学ぶ前に読む本

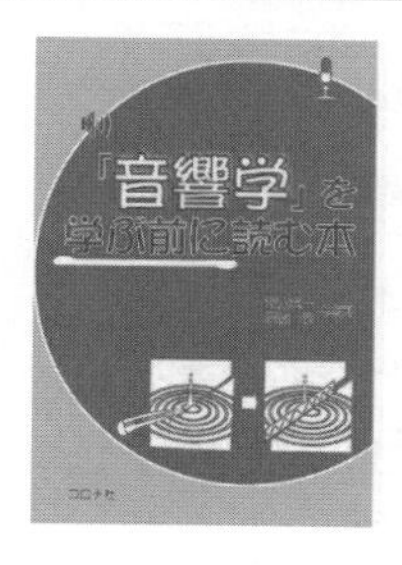

坂本真一，蘆原　郁 共著
A5判／190頁／本体2,600円

言語聴覚士系，メディア・アート系，音楽系などの学生が「既存の教科書を読む前に読む本」を意図した。数式を極力使用せず，「音の物理的なイメージを持つ」「教科書を読むための専門用語の意味を知る」ことを目的として構成した。

音響学入門ペディア

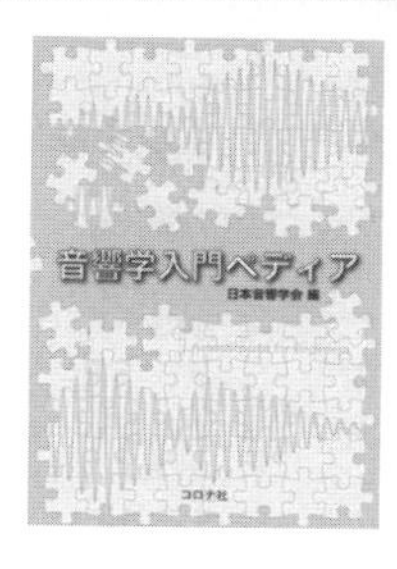

日本音響学会 編
A5判／206頁／本体2,600円

研究室に配属されたばかりの初学者が，その分野では日常的に使われてはいるが理解が難しい事柄に関して，先輩が後輩に教えるような内容を意図している。書籍の形式としては，Q＆A形式とし，厳密性よりも概念の習得を優先している。

音響キーワードブック―DVD付―

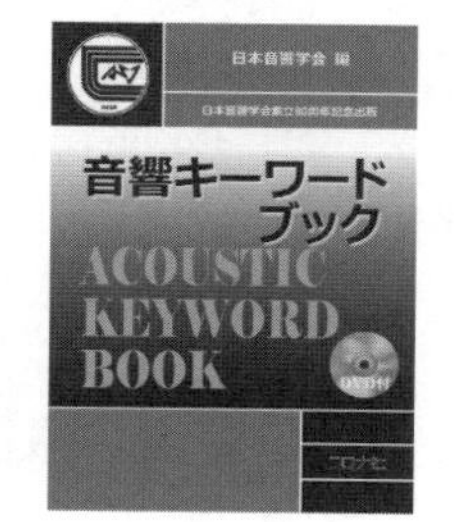

日本音響学会 編
A5判／494頁／本体13,000円

音響分野にかかわる基本概念，重要技術についての解説集（各項目見開き2ページ，約230項目）。例えば卒業研究を始める大学生が，テーマ探しや周辺技術調査として，項目をたどりながら読み進めて理解が深まるように編集した。

定価は本体価格+税です。
定価は変更されることがありますのでご了承下さい。

図書目録進呈◆